CONTRIBUTION

A L'ÉTUDE DES

TUMEURS FIBREUSES

DE L'UTÉRUS

AU POINT DE VUE

Du Diagnostic et du Traitement

PAR

F. VIDAL SOLARES

DOCTEUR EN MÉDECINE DES FACULTÉS DE MADRID ET DE PARIS
MEMBRE DE LA SOCIÉTÉ ANATOMIQUE ET DE LA SOCIÉTÉ FRANÇAISE D'HYGIÈNE
ANCIEN EXTERNE DES HÔPITAUX DE PARIS

———※———

PARIS

LIBRAIRIE J.-B. BAILLIÈRE ET FILS

19, rue Hautefeuille, près le boulevard St-Germain.

LONDRES	MADRID
BAILLIÈRE, TINDALL, and COX	Carlos BAILLY-BAILLIÈRE
20, King William Street, Strand	8, place Topete

1879

d¹²²

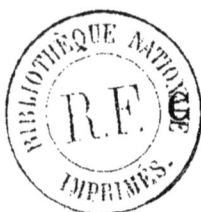

CONTRIBUTION

A L'ÉTUDE DES

TUMEURS FIBREUSES DE L'UTÉRUS

PARIS. — IMP. V. GOUPY ET JOURDAN, RUE DE RENNES, 71.

CONTRIBUTION

A L'ÉTUDE DES

TUMEURS FIBREUSES

DE L'UTÉRUS

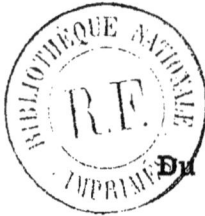

AU POINT DE VUE

Du Diagnostic et du Traitement

PAR

F. VIDAL SOLARES

DOCTEUR EN MÉDECINE DES FACULTÉS DE MADRID ET DE PARIS
MEMBRE DE LA SOCIÉTÉ ANATOMIQUE ET DE LA SOCIÉTÉ FRANÇAISE D'HYGIÈNE
ANCIEN EXTERNE DES HÔPITAUX DE PARIS

PARIS

LIBRAIRIE J.-B. BAILLIÈRE ET FILS

19, rue Hautefeuille, près le boulevard St-Germain.

LONDRES	MADRID
BAILLIÈRE, TINDALL, and COX	Carlos BAILLY-BAILLIÈRE
20, King William Street, Strand	8, place Topete

1879

CONTRIBUTION A L'ÉTUDE

DES

CORPS FIBREUX DE L'UTÉRUS

Nous ne croyons pas nécessaire de reprendre ici l'anatomie de l'utérus dont la description est aujourd'hui parfaitement donnée dans tous les ouvrages classiques ;

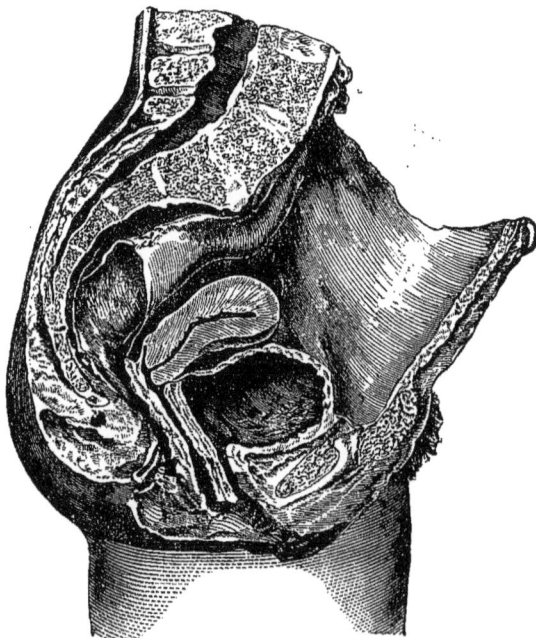

Fig. 1. — Coupe antero-postérieure du bassin (d'après Breisky).
Empruntée à Barnes. (1)

(1) Traité clinique des mal. de fem. — G. Masson, édit., Paris, 1870.

1

aussi ne nous occuperons-nous ni de la conformation intérieure de l'utérus, ni de sa surface externe et de ses rapports dont la description se trouve très-exactement indi-
quée dans le traité de M. Sappey (1).

Nous nous bornerons à dire quelques mots de la structure de cet organe. L'utérus est formé d'une tunique
externe séreuse, d'une tunique moyenne musculaire, d'une
tunique interne muqueuse, des vaisseaux, des nerfs et du
tissu conjonctif.

Les fibres musculaires sont décomposables en plusieurs
couches. La couche superficielle comprend des fibres
longitudinales et des fibres transversales difficiles à isoler ;
les premières se rencontrent surtout sur le fond, sur les
faces antérieure et postérieure qu'elles enveloppent ; les
secondes se continuent sur les annexes de l'utérus ou du
moins sont en relation avec le système musculaire, des
ligaments de l'ovaire, des trompes, etc.

La couche moyenne se compose de faisceaux fasciculés.

La couche interne est formée de fibres entre-croisés
formant au niveau des oviductes de véritables anneaux.
Entre ces différentes couches on trouve un tissu conjonctif
dont les fonctions et la présence se révèlent surtout dans
un certain nombre de cas pathologiques.

La muqueuse utérine comprend une couche fonda-
mentale composée de tissu conjonctif renfermant des éléments à divers périodes d'évolution et quelques fibres
musculaires lisses très-fines ; au-dessous de l'épithélium,
ce tissu conjonctif se condense et donne un aspect analogue à celui d'une lame amorphe, véritable membrane
sous-épithéliale. Cette dernière apparence est surtout très-

(1) P. 722 et suivantes, t. IV, 1874.

accentuée au voisinage de certaines glandes et au niveau de la portion libre du col.

Le revêtement épithélial est formé par une seule couche de cellules cylindriques garnies de cils vibratiles dont le mouvement se fait de dehors en dedans.

Les glandes de la muqueuse sont des glandes simples ou bifurquées ; leur épithélium est cylindrique. Au niveau du col cette muqueuse présente des plis contrairement à ce qui se passe dans le corps de l'organe. Entre tous ces plis qui surmontent quelques villosités, on trouve des cavités plus ou moins profondes contenant un mucus visqueux.

Au niveau du col, auprès de la saillie intra-vaginale du museau de tanche, on trouve des papilles et un tissu conjonctif très-abondant.

Quelle que soit la disposition des différentes couches musculaires de l'utérus nous croyons nécessaire de les décrire, en tant qu'éléments, attendu que ce sont ces éléments qui jouent dans les productions qui font le sujet de cette thèse un rôle capital. Ces éléments appartiennent au système musculaire lisse et sont formés de fibres fusiformes variables comme volume ; toutes contiennent un noyau et un corps cellulaire dont la longueur ne saurait être régulièrement mesurable et dont la forme est le plus souvent indéterminée. Ces éléments sont isolables en se servant d'acide chlorhydrique à 1 pour 1000 ; en les colorant dans du picro-carmin on peut arriver à colorer les noyaux qui alors présentent une forme ovoïde.

L'utérus puise le sang qu'il reçoit à six sources différentes et très-éloignées les unes des autres. Ses deux artères les plus importantes proviennent du tronc des hypogastriques : ce sont les artères utérines. Deux autres naissent de l'aorte, ce sont les artères utéro-ovariennes. Les deux dernières, relativement grêles, naissent des épigastriques, ce sont celles qui occupent le centre des ligaments ronds.

Il résulte de cette multiplicité d'origine que l'utérus est, parmi les organes de la femme, un de ceux dont la circulation est le mieux assurée contre toutes les influences physiologiques ou morbides qui tendraient à détourner de ses parois les colonnes confluentes du sang artériel. Que l'une de ces colonnes, que deux ou trois d'entre elles soient supprimées par le fait d'une compression ou d'une oblitération, les autres suffiront le plus souvent pour apporter les matériaux nécessaires à son développement en général.

Le sang apporté par les artères est recueilli par des veines extrêmement nombreuses qui s'anastomosent entre elles. Les parois de ces veines adhèrent par un tissu cellulaire très-dense à la trame musculaire de l'organe. Volumineuses pour la plupart, elles acquièrent surtout dans la grossesse un énorme calibre et prennent alors le nom de *sinus.*

Aux veines intra-utérines succèdent des branches qui, s'anastomosant aussi à leur point d'émergence, constituent sur les bords latéraux du viscère deux vastes plexus, recouverts par les lames des ligaments larges. Quatre groupes de troncs partent de ce plexus : deux inférieurs, qui suivent les artères utérines qui vont se jeter dans les veines hypogastriques ; deux supérieurs, qui accompagnent les artères utéro-ovariennes pour se terminer à droite dans la veine cave inférieure, à gauche dans la veine rénale correspondante. A toutes ces veines il faut ajouter encore celles qui cheminent dans l'épaisseur des ligaments ronds pour se rendre dans les veines épigastriques ou dans les veines iliaques externes. — Les six troncs artériels sont, par conséquent, accompagnés chacun par un groupe de veines qui les enlacent à leur origine et dans la plus grande partie de leur trajet.

Un très-grand nombre de *vaisseaux lymphatiques* naissent des parois de l'utérus. Les uns rampant à sa superficie, les autres cheminant dans son épaisseur, ils ont pu être distingués en superficiels et profonds. Aucun cependant ne tire son origine de la tunique séreuse (Sappey). Ils émanent soit de la tunique muqueuse, soit surtout de la tunique musculaire dont ils partagent l'hypertrophie dans l'état de grossesse. Les uns et les autres se dirigent de dedans en dehors vers les ligaments larges, où ils se divisent en inférieurs et supérieurs. Les premiers, peu nombreux, suivent les veines utérines et se jettent dans les ganglions pelviens latéraux. Les seconds, beaucoup plus multipliés et plus volumineux pour la plupart, accompagnent les veines utéro-ovariennes; ils vont se terminer dans les ganglions lombaires.

Je rappellerai seulement, en passant, le rôle que les théories modernes font jouer à la phlébite et à la lymphangite utérines dans la production des accidents puerpéraux. MM. Siredey et Lucas Championnière, en particulier, professent que les phlegmons du ligament large ne sont autre chose que des lymphangites et des adénites.

Les *nerfs* proviennent du plexus hypogastrique et du plexus utéro-ovarien. Ils sont nombreux dans le corps. Bien qu'on ait pu suivre des filets jusque dans l'épaisseur

du col, il y en a toutefois si peu que, dans l'immense majorité des cas, cette portion de la matrice est absolument
privée de sensibilité ; aussi peut-on diviser, cautériser au
fer rouge le col utérin sans que les malades en aient con-
science. Il résulte encore de cette disposition unique dans
l'économie que les femmes atteintes d'épithélioma du col
ne ressentent aucune douleur au début de l'affection et ne
se plaignent que des pertes abondantes. Aussi, lorsqu'elles
commencent à souffrir, peut-on en conclure que la lésion
a franchi les limites du col et que le corps de l'organe est
atteint, circonstance qui rend toute intervention active
plutôt dangereuse qu'utile.

Anatomie pathologique.

Examen macroscopique.—Quelle que soit la production
dite fibreuse constituant une tumeur de l'utérus, et quel
que soit son siége, elle présente à la coupe une configuration toujours identique.

La tumeur paraît formée de zones diversement enche-
vêtrées. Dans quelques-unes on trouve à la périphérie
des petits noyaux de développement et ces noyaux en
augmentant la masse conservent cependant les caractères
de la production primordiale. Ces tumeurs sont ou molles
ou dures : quand elles sont dures, leur feutrage est très-
dense et la pression qu'on exerce sur elles donne peu de
liquide ; tous ces signes appartiennent surtout aux tumeurs
intersticielles. Les polypes pédiculés ou non appartiennent
plutôt à la variété molle ; bien que leur configuration soit

analogue à celle des tumeurs interstitielles, elles contiennent beaucoup plus de liquide et souvent des dilatations non kystiques qui laissent après l'opération s'écouler de la sérosité. Il est bien entendu que nous ne parlons ici que de l'anatomie pathologique des tumeurs fibroïdes, c'est-à-dire des tumeurs constituées par des fibres musculaires lisses : les sarcômes, c'est-à-dire les tumeurs ne contenant que du tissu conjonctif à divers périodes d'évolution, présentent un autre aspect et, toute proportion gardée, ont une gravité plus considérable que les myômes. Quant aux tumeurs mixtes, c'est-à-dire aux fibro-myômes, leur aspect macroscopique se rapporte à ceux que nous venons de dire plus haut.

Examen microscopique. — L'examen d'une coupe d'un myôme utérin montre que la tumeur est bien formée de

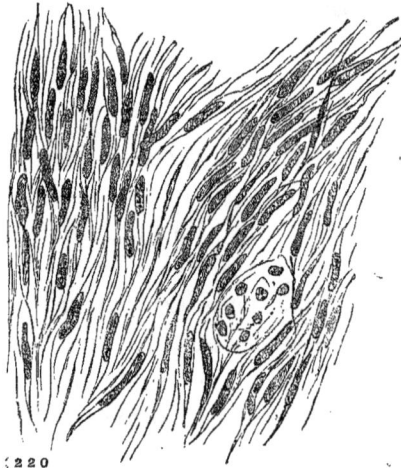

Fig. 2. — Structure du fibroïde utérin (d'après nature, H. Arnott; tiré de Barnes).
— Structures de bandes onduleuses fibres-cellules avec les noyaux en forme de bâtonnets de tissu musculaire.

cellules musculaires lisses disposées tantôt en bandes,
tantôt, au contraire, en forme de spires. Les fibres cellules
musculaires, dit M. Robin, sont plus grosses que celles de
l'utérus à l'état de vacuité, mais plus petites que celles de
l'utérus gravide ; elles constituent un quart ou une moitié
de la masse morbide ; on y trouve aussi une grande
quantité de matière amorphe finement granuleuse, tenace,
demi solide, qui unit les fibres du tissu cellulaire et les
fibres-cellules. Entre les différents faisceaux du fibroïde,
on trouve des éléments du tissu conjonctif en voie d'irritation.

Entre les faisceaux musculaires, on trouve des vaisseaux
plus ou moins abondants ; les plus petits ont des parois
formées de fibres musculaires lisses et sont tapissés par
un endothélium facile à trouver au moyen de l'injection à
l'azotate d'argent.

Dans quelques myômes pédiculés de l'utérus, on trouve
de vastes lacunes lymphatiques que nous croyons devoir
signaler parce qu'elles jouent dans les accidents graves
qui suivent quelquefois l'enlèvement des polypes, un
rôle capital.

M. J. André a bien voulu me communiquer l'observation d'une femme qui portait un polype pédiculé dont
l'extraction fut des plus faciles, et cependant la malade
succomba le troisième jour à une péritonite consécutive.

Ainsi qu'on peut le voir dans la planche ci-jointe le
système lymphatique était extrêmement développé. A
l'autopsie M. André ayant repris un morceau du pédicule
adhérant encore à la paroi postérieure de l'utérus, put
constater les larges communications lymphatiques qui

existaient entre l'utérus et le polype et l'irritation considérable produite à la base de ce pédicule.

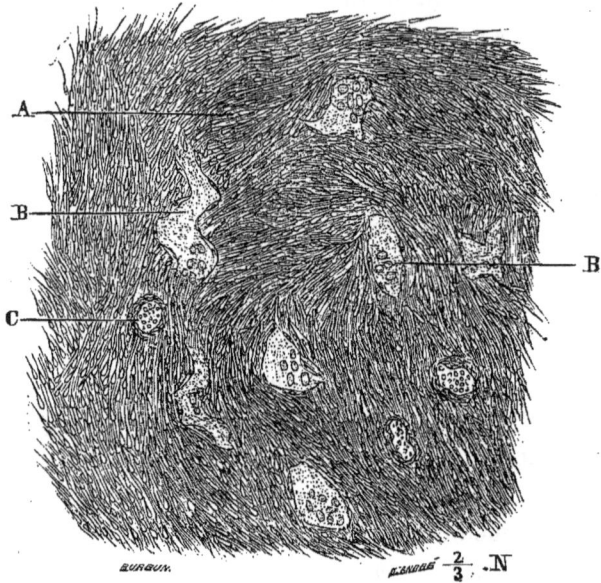

Fig. — A. Tissu musculaire lisse, disposé par faisceaux. — B. B. Vaisseaux
lymphatiques et lacunes. — C. Vaisseaux sanguins.

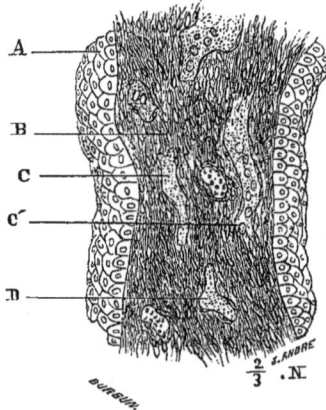

Fig. 4. — A. Epithelium revêtant le pedicule du polype. — B. Tissu musculaire formé
de fibres lisses. — C, C', D. Vaisseaux lymphatiques dont l'endothelium se boursoufle.

Cette observation nous semble démontrer la gravité des myômes les plus simples lorsque dans ces tumeurs les lymphatiques peuvent servir de porte ouverte aux inflammations consécutives.

Définition.

Le parenchyme de l'utérus est sujet à des hypertrophies localisées qui peuvent donner naissance à deux variétés de tumeurs : les fibrômes et les fibro-cystiques. Nous allons nous occuper de la première variété qui constitue un état pathologique d'une grande fréquence. La seconde, qui est plus rare, sera traitée dans un autre chapitre.

On désigne sous le nom de *tumeurs fibreuses, corps fibreux, fibrômes, myômes, hystérômes* (Broca), *leiomyômes* (1) (Zenker), des productions néoplasiques qui se développent fréquemment au sein du parenchyme de l'utérus.

Les fibrômes sont donc des tumeurs de l'utérus parfaitement circonscrites, plus ou moins volumineuses, en nombre plus ou moins considérable, et dont la consistance et le siége sont variables ainsi que leur forme.

Leur volume varie à l'infini et dépend en grande partie de leur nombre, pouvant être depuis la grosseur d'une noisette jusqu'à celle d'une tête d'adulte ; quand ils sont multiples leur poids ne dépasse guère alors 300 ou 400 grammes, tandis que quand ils sont uniques ce poids peut aller jusqu'à 30 et 40 kilogrammes.

Pour donner une idée de leur volume excessif, nous

(1) Tumeurs à fibres musculaires lisses, par opposition aux rhabdomyômes ou tumeurs à fibres musculaires striées.

mentionnerons l'hystérôme qu'à observé Welter (1). Il
s'était développé dans le côté gauche et postérieur, et
pesait 71 livres. Dans ce même ouvrage (à la page 366),
Virchow cite deux de ces corps, l'un pesait 82 livres et
l'autre 100 ; le docteur Kummer a décrit une tumeur fibreuse qui pendait extérieurement et dont le pédicule
avait un pouce d'épaisseur. Cette tumeur pesait 40 livres ;
elle mesurait 46 pouces sur un point de sa circonférence
et présentait un diamètre de 13 pouces.

Gaultier de Claubry (2) a vu une tumeur fibreuse qui pe-

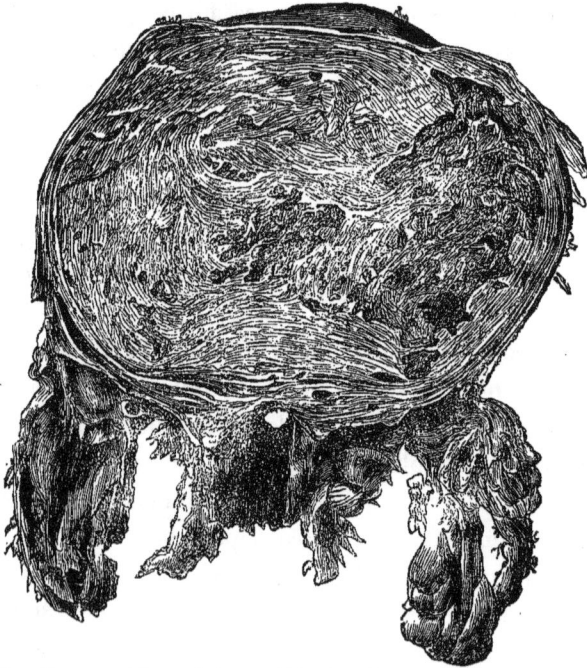

Fig. 5. — Tumeur utérine ossifiée ou crétifiée (nat. Sᵗ-Thomas, G. G., 40ᵉ). Barnes

(1) *Welter. Path. des tum. de Virchow.* vol. III, p. 371.
(2) Gaultier de Claubry. — *Jour. gén. de méd.* de Sedillot. Paris, 1810.
Vol. XXXIX, p. 271.

sait 39 livres, et qui mesurait dans sa circonférence verticale 35 pouces 3 lignes, et dans sa circonférence transversale 29 pouces 3 lignes.

Enfin, M. Broca, dans son *Traité des tumeurs*, 2e vol., p. 261, mentionne le cas d'un hystérôme de 40 kilogrammes avec ramollissement central.

Ces tumeurs sont susceptibles de subir plusieurs transformations. C'est ainsi qu'il peut se déposer des sels calcaires dans leur épaisseur (transformation calcaire, voir fig. 5) : d'autres fois, il se fait un épanchement de sérosité dans les mailles du tissu cellulaire situées au pourtour des fibres musculaires (transformation œdémateuse diffuse) ; ils peuvent se *ramollir* et devenir *fluctuants*. Mais ce qui est caractéristique pour ce genre de productions morbides et en même temps de plus haute importance pour le diagnostic, c'est que souvent elles sont creusées de cavités plus ou moins anfractueuses, irrégulières, de dimensions très-variables, remplies d'un liquide séro-muqueux ou sanguinolent, mêlé à des débris d'éléments de toute sorte. Ces loges ou cavités kystiques, sculptées en quelque sorte aux dépens de la substance des myômes utérins, ont été décrites pour la première fois, comme le fait remarquer M. Péan, par Cruveilhier, qui leur a imposé le nom de *géodes*. Quand ces kystes sont volumineux, et que la tumeur s'élève dans l'abdomen, elle peut simuler une maladie de l'ovaire.

Siége. — Depuis Bayle, les corps fibreux sont distingués en trois classes, au point de vue de la position qu'ils occupent dans la matrice : sous-péritonéaux, sous-muqueux, interstitiels ou intra-muraux. Au début tous les hystérômes seraient interstitiels (Sympson) ou intra-musculaires (Virchow), et ce n'est que dans la suite qu'ils se pédiculiseraient, entraînant devant eux la partie de l'utérus qui les recouvrait.

I. — TUMEURS INTERSTITIELLES.

Les *tumeurs interstitielles* sont celles qui se sont développées au sein du tissu utérin, et qui restent enveloppées de toute part par ce tissu. Lorsque l'évolution du fibroïde est très-lente, elles ne tendent pas à se dégager de la paroi utérine, les malades souffrent longtemps avec des alter-

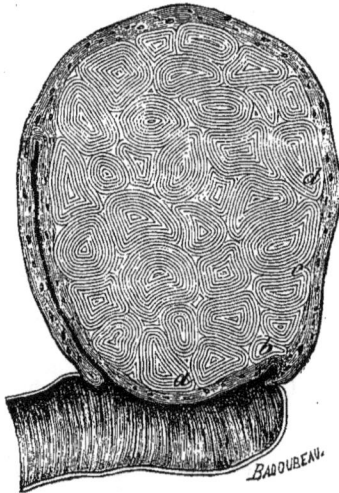

Fig. 6. — Fibrome interstitiel (Sims).

natives de diminution et de recrudescence dans les douleurs, les hémorrhagies et les autres symptômes. Quelquefois les accidents s'éteignent ou diminuent après la ménopause, au point de devenir tolérables. D'autres fois,

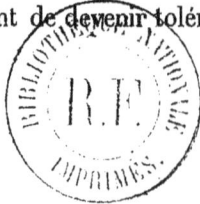

ils vont toujours croissant et jettent les malades dans le plus grand épuisement. Ces tumeurs peuvent se trouver en nombre plus ou moins considérable dans les parois d'un même utérus. Celles du fond peuvent amener le renversement de l'utérus d'une manière complète, en rendant bien difficile la détermination précise de la limite entre la tumeur et l'utérus (Courty).

Les fibrômes peuvent se développer sur tous les points de l'utérus ; mais leur siége de prédilection est le corps

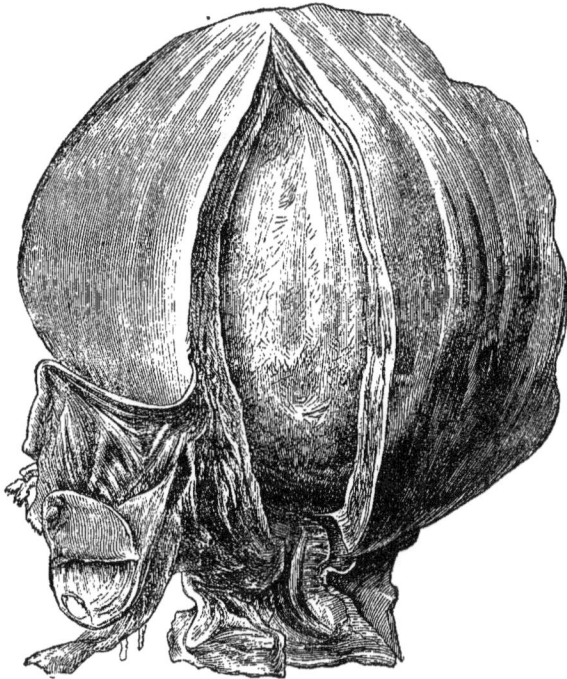

Fig. 7. — Fibrôme utérin développé dans la paroi intérieure de l'utérus (Barnes).

et le fond. M. S. Lee a examiné soixante-quinze pièces pathologiques dans les différents musées de Londres, et il a reconnu que les tumeurs siégeaient rarement sur le col. On trouvera cependant dans les *Archives* de *Tocologie* du mois de février de 1878, une très-intéressante observation dans laquelle un énorme fibrôme s'était développé dans la lèvre antérieure du col : nous avons cru utile de la reproduire dans l'obs. I, encore qu'elle soit très-résumée.

Un grand nombre de corps interstitiels peuvent rester au sein de la paroi utérine, qu'ils y adhèrent ou non, et

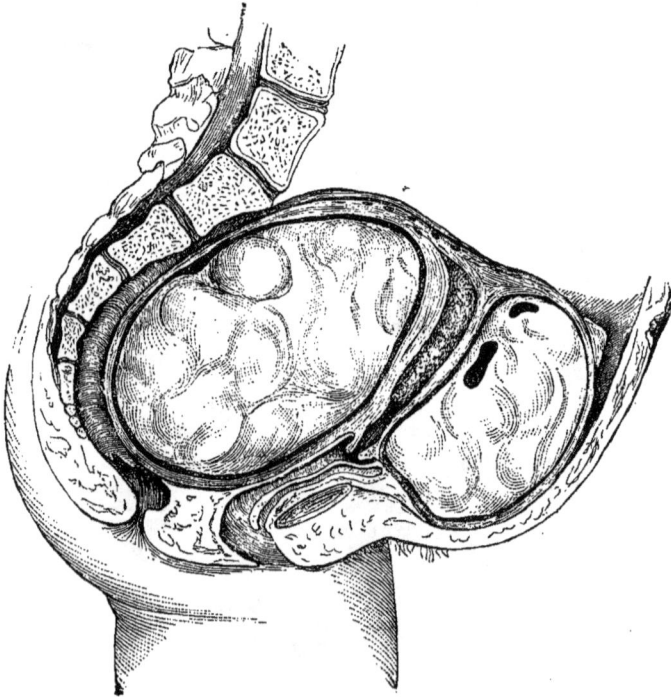

Fig. 8. — Fibrômes de l'utérus, dont l'un a pris naissance dans la paroi utérine postérieure et l'autre dans la paroi antérieure.

acquérir un grand développement, tout en y restant contenus.

Ces tumeurs ne sont pas vasculaires par elles-mêmes ;

rarement quelques vaisseaux se rencontrent à la partie centrale ; elles semblent recevoir tout le suc nourricier par la périphérie et seulement par les artères capillaires ; les veines leur forment un réseau superficiel relativement beaucoup plus développé que celui qui est constitué par les anastomoses artérielles (Courty.)

En général, à mesure que ces tumeurs se développent, au lieu de rester toujours interstitielles, comme il arrive

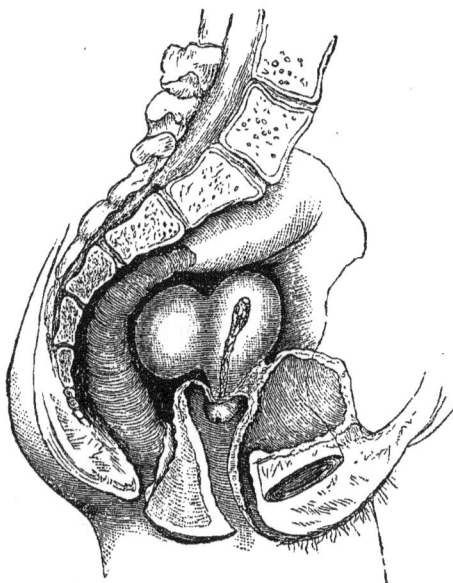

Fig. 9. — Tumeur fibreuse de la paroi postérieure de l'utérus comprimant le rectum. (Barnes).

pour quelques-unes, elles tendent à se pédiculiser. Elles croissent comme toutes les autres tumeurs, et se portent comme elles du côté où elles éprouvent le moins de résistance, soit vers le péritoine, soit vers la muqueuse utérine.

Les parois utérines ne restent pas indifférentes à la

présence de fibrômes : le plus souvent elles se contractent et s'hypertrophient, quelquefois elles s atrophient. Le tissu utérin éprouve une hypertrophie musculaire et vasculaire lorsqu'il est envahi par des fibroïdes pendant la période de la sexualité : cette hypertrophie est provoquée par la présence de ces corps étrangers, comme celle de la grossesse par la présence du produit de la conception ; elle devient elle-même l'origine de contractions et de douleurs expulsives, en même temps que d'hémorrhagies plus ou moins abondantes ; ce dernier accident peut être très-dangereux, lorsque des vastes sinus se sont formés autour.

OBSERVATION I.

Fibrôme utérin opéré par M. Phelippeaux. (1)

Le 1er avril 1873, Madame X. 42 ans, nervoso-lymphatique, consulta le docteur Phelippeaux pour une *ménorrhagie*. De l'examen complet que ce médecin fit, il constata que la malade était atteinte d'une *métrite parenchymateuse*, compliquée de *catarrhe utérin* avec *ulcération du col et son méat.*

Prescription : Cautérisation vigoureuse des ulcérations et de la cavité du col au nitrate d'argent. Injection neutralisante à l'eau tiède salée. Chaque jour, deux injections à l'eau de feuilles de noyer. Bain de siége. Vin de kina. Préparations martiales. Régime tonique.

Cette médication produisit un mieux notable. Malheureusement Madame X. y renonça beaucoup trop tôt. Se contentant d'une amélioration sans chercher à obtenir une cure complète, elle ne tarda pas à perdre ce qu'elle avait gagné et à éprouver les mêmes accidents. Presque découragée, mais ne devant s'en prendre qu'à son indifférence, elle cessa, pour ainsi dire, tout

(1) *In Archives de Tocologie, du mois de février de* 1878.

traitement. Elle se maintint telle quelle, jusqu'en 1875, épuisée par les *pertes blanches* plutôt que par des règles abondantes, avec un *facies utérin* type.

Le 12 avril 1875, M. Phelippeaux examina de nouveau cette malade et par le toucher vaginal il constata le col très-volumineux et sur la lèvre antérieure des fongosités ayant l'aspect d'un *champignon*. Malgré l'absence de douleurs *vives, fulgurantes*, et la manque absolu de *métrorrhagie*, la possibilité d'un *cancer du col* se présenta à son esprit.

Prescription : injections vaginales à l'eau tiède additionnée de *phénol-Bobœuf*, puis à l'eau phéniquée au millième.

Dans les derniers mois de 1876, l'*hydrorrhée* devint telle, que la malade fut obligée de changer de garniture toutes les demi-heures. L'état local s'aggrava durant le *premier trimestre de* 1877. Il semblait à Madame X... que *quelque chose* voulait sortir du passage, sans qu'elle éprouvât, cependant, de véritables envies de pousser (*ténesme vaginal*). Chaque nuit, elle se levait jusqu'à six et huit fois pour renouveler son linge, tant la sérosité, quelquefois rosée, coulait même dans le décubitus dorsal.

Le 28 avril, Madame X... fut prise d'une *métrorrhagie* qui détermina presque une syncope. L'hydrorrhée continua avec une abondance extrême, et bientôt sa nature se modifia : les liquides écoulés étaient un mélange d'eau et de muco-pus.

Le 16 juin, *dysurie absolue*. Le catéthérisme est impossible avec la sonde en argent ; ce qui fit penser aussitôt à quelque grave complication, à la présence d'une *tumeur* dans l'excavation, par exemple. Sans perdre de temps, il changea de moyen, et introduisit, au contraire, avec facilité, une *algalie molle* dans la vessie. Deux litres d'urine, environ furent évacués.

Il y avait deux années que M. Phelippeaux n'avait pas pratiqué le toucher vaginal chez sa malade ; il se décida à faire cet examen, et au moment où l'index croit rencontrer le col, il se heurte à une masse volumineuse, résistante, dure à la pression, insensible, et qui paraît de forme à peu près *sphérique*.

Prescription : Repos absolu. Cataplasmes laudanisés sur le ventre.

18 *Juin : Speculum Cusco. Ponctions exploratrices.*

Avec cet instrument il compléta son diagnostic : « Introduit aussi profondément que possible, il est arrêté en chemin par la tumeur qu'il soulève ou repousse un peu : le spéculum ouvert, on voyait une masse convexe et de couleur nacrée. *Trois fois* il plonge dans sa masse le *trocar* explorateur de trousse. Cet instrument éprouve une résistance très-marquée pour piquer, pénétrer jusqu'à 6 à 7 *centimètres* de profondeur, et pour en être retiré. *Nulle sensibilité. Nulle douleur.* »

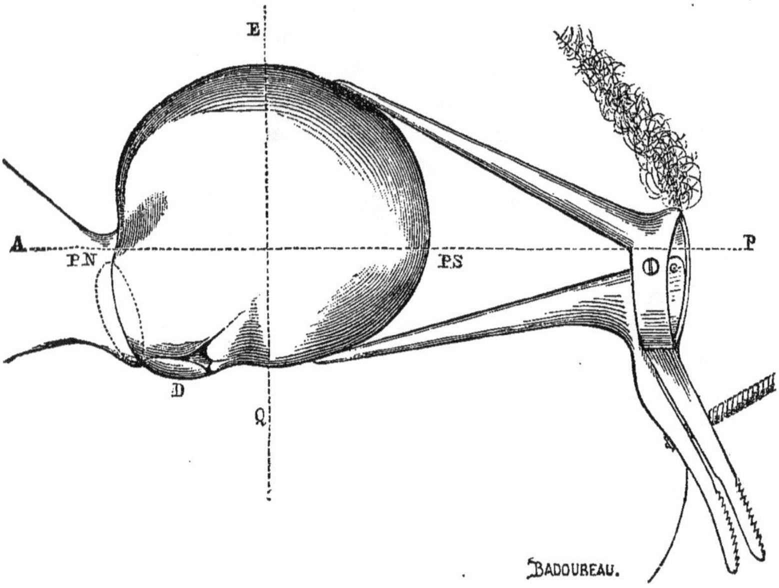

Fig. 10. — Fibrôme. Volume exact dessiné d'après nature. Ses rapports avec le spéculum Cusco pendant l'examen (1). — E, Q. Équateur. — PN, PS. Les pôles. D. Déchirure du kyste. — A, P. Distance de la bouche du spéculum au col utérin = 17 centimètres ou longueur réelle du vagin distendu et allongé.

D'un autre côté, en effet, l'exploration attentive de l'hypogastre prouvait que le fond de l'utérus était élevé; qu'il dépassait même sensiblement l'aire du détroit supérieur. Il n y avait

(1) Les trois figures qui accompagnent cet obs. ont été exactement réduites à 1/2 de grandeur réelle.

là ni dépression sensible ou possible, ni *vide sus-pubien* annonçant une *inversion utérine*. Cette tumeur semblait donc réellement embrassée par le col, très-probablement insérée dans sa cavité et il proposa sur-le-champ l'ablation à Madame X... La malade accepta pour ainsi dire avec joie, tant l'espoir d'une guérison complète était revenu.

Le 23 juin, l'opération fut faite avec un serre-nœud courve. Avec des manœuvres très-prudemment exécutées, l'anse métallique dépassa *l'équatenr* du fibrôme. Ce temps de l'opération fut assez délicat : une fois que l'anse de fil était au fond du vagin et se trouvait perpendiculairement située au pedicule supposé ou à la tumeur elle-même, il fit fonctionner le petit écraseur pendant cinq minutes environ. *Nulle résistance; nulle sensibilité*. Au bout de dix minutes que l'appareil fonctionnait, le fibrôme fut extrait assez facilement.

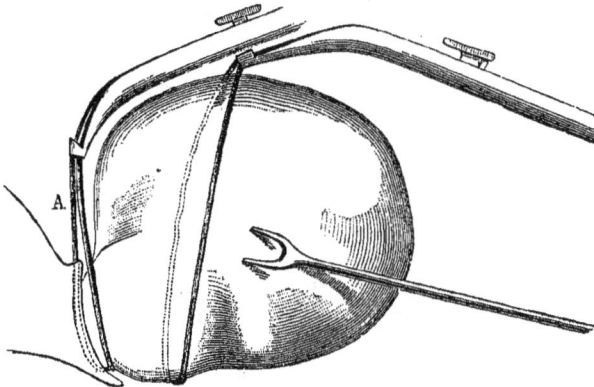

Fig. 11. — A. Dernière position prise par *l'anse de fil de fer recuit* qui a sectionné la tumeur dans l'endroit *précis* ou dans son pedicule.

Le repos absolu fut conseillé : bouillon, lait, potage, vin : deux injections *phéniquées* par jour. Cataplasmes laudanisés sur l'abdomen.

Le 26. Nuit mauvaise : ventre sensible à gauche. Pas de nausées, temp. 38° : agitation ; nervosisme. *Traitement:* injection *hypodermique* de 3 centigrammes de morphine au coude gauche.

Le 27, la malade se sent bien. — Le 28, elle se lève.

Les suites de l'opération ont été très-bonnes. L'état général s'améliore progressivement dans les mois de juillet et août.

Le 13 septembre, Madame X... est considérée comme totalement guérie. L'embonpoint se dessine, les forces sont revenues, la mine est excellente, et elle vaque sans fatigue aux soins de la maison.

Anatomie pathologique de la tumeur. La couleur de cette tumeur est d'un blanc bleuâtre, comme nacré, sur son hémisphère inférieur semé çà et là d'ecchymoses, est plutôt d'un ton rouge clair sur l'hémisphère supérieur plus ecchymosé et encore sanglant.

Sa surface, lisse, est constituée par une enveloppe membraqueuse, épaisse, qui n'est autre qu'une dépendance de la mu

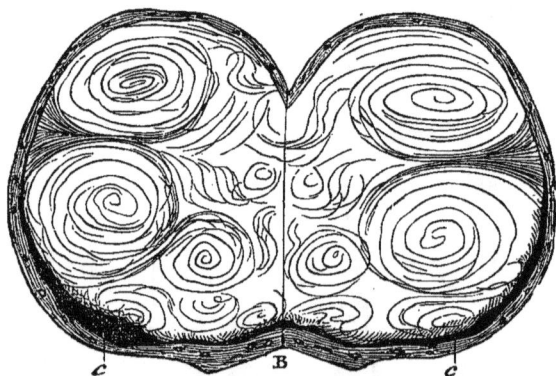

Fig. 12. — Fibrôme coupé en deux moitiés. — B. Base de son implantation formée par la *muqueuse utérine très-épaisse.* — c, c. Culs-de-sac noirs représen tant le néoplasme séparé du kyste.

queuse utérine ou cette muqueuse elle-même hypertrophiée, distendue et doublée d'une couche *fibro-musculaire* très-visible à l'œil nu.

Ses diamètres sont :

Longitudinal, 10 centimètres et demi.

Bilatéral, 9 centimètres.

Vertical, 8, 5.

Circonférence, 27.

La tumeur était donc sensiblement sphérique. Poids net, 150 grammes. Fendue en deux parties égales, suivant son diamètre antéro-postérieur passant par le milieu de la surface de section, elle offre une résistance bien marquée au tranchant du scalpel.

OBSERVATION II. (Personnelle.)

Marguerite M..., âgée de quarante ans et de profession matelassière, est entrée le 29 avril 1879 à l'hôpital de la Charité, salle Sainte-Catherine, service de M. Gosselin.

Réglée à 14 ans, elle eut la rougeole à l'âge de 10 ans.

A dix-huit ans, elle est tombée de sa hauteur en descendant l'escalier et a roulé tout un étage, recevant un fort coup dans l'hypochondre droit. La malade raconte que ses règles venaient de se passer quand elle est tombée, et que deux heures après sa chute, elle eut une métrorrhagie très abondante, laquelle persista pendant vingt jours.

A la suite, elle eut une péritonite qui l'obligea d'entrer à la Pitié et de séjourner trois mois dans le service de Becquerel : dix-huit mois après être sortie de la Pitié, elle vit grossir son ventre et ses jambes de telle façon qu'elle dut rentrer dans le service de M. Bernutz, lequel lui pratiqua sept ponctions dans l'hypogastre qui donnèrent, chaque fois, un litre de sérosité selon ce que nous a raconté la malade. M. Bernutz fit des injections avec la teinture d'iode et avec l'éther.

En 1865, son ventre prit des proportions si exagérées qu'elle fut obligée de rentrer à la Pitié : M. Gosselin lui pratiqua une ponction dans la tumeur qui existait dans l'ovaire gauche, et put retirer neuf litres de sérosité rougeâtre.

Le 25 novembre 1865, elle fut amenée à Issy (maison de retraite) pour pratiquer l'ovariotomie : une péritonite consécutive l'obligea à garder le lit trois mois.

Depuis 1866 au mois d'avril 1875, cette malade se porta très-bien : pas de souffrances du côté des ovaires, ni du côté de l'utérus ; ses règles n'ont présenté aucun phénomène à citer.

Au mois de mars 1879, elle tomba une autre fois dans l'escalier, et depuis lors elle a eu quelques métrorrhagies sérieuses et une autre péritonite.

Aujourd'hui le ventre est très-douloureux, avec une éventration sur la ligne mediane et quelques fibrômes dans la paroi antérieure de l'utérus : le col de la matrice est légèrement porté en arrière. M. Gosselin lui fait porter une ceinture qu'elle doit serrer tous les jours et l'a soumise à une médication antispasmodique.

OBSERVATION III. (Personnelle).

Marie B...., trente-deux ans, née à la Guadeloupe, race nègre, est entrée le 26 avril 1879 à la Charité, service de M. Gosselin.

Réglée à treize ans et demi, elle eut un enfant à quinze ans.

Elle est atteinte de plusieurs corps fibreux de l'utérus : le début de ces tumeurs remonte à 1874, époque dans laquelle on observa une petite induration du volume d'un œuf de pigeon, dans le côté droit de l'abdomen.

Depuis quatre mois, elle est sujette à des ménorrhagies qui se prolongent à quinze et dix-huit jours par mois.

A la palpation abdominale, nous avons trouvé grand nombre de ces corps fibreux ayant une consistance ferme.

L'examen du col nous donne la sensation d'un commencement d'hypertrophie : il est porté légèrement en arrière et présente son orifice externe assez dilaté.

Comme traitement, M. Gosselin ordonne un régime reconstituant, irrigations d'eau froide, et dernièrement a prescrit l'ergotine à la dose d'un milligramme.

OBSERVATION IV (Personnelle).

La nommée Catherine J...., âgée de trente-six ans, profession casquetière, est entree le 28 janvier 1879 à la Pitié, service de M. Gallard.

Réglée à vingt ans (à la campagne), elle se maria à vingt-un un ans et eut un enfant à terme au dixième mois après être mariée. Depuis, elle n'a jamais été enceinte : ses règles se sont présentées régulièrement jusqu'à l'âge de vingt-cinq ans, durant chaque fois trois jours.

A vingt-cinq ans, elle eut pour la première fois une métrorrhagie qui dura trois mois environ.

A vingt-sept ans, seconde perte qui a duré pendant un mois : à partir de cette époque elle eut une abondante leucorrhée.

Au mois d'août 1878, elle eut une autre perte qui dura six semaines. Ces métrorrhagies étaient accompagnées de quelques douleurs dans la région lombaire et hypogastrique. A la fin de 1878, elle eut des rapports sexuels très-fréquents et la métrorrhagie se présenta de nouveau ; accident qui la décida à entrer dans le service de M. Gallard dans le mois de novembre dernier. Elle a été très-constipée et a présenté des difficultés pour uriner.

État actuel. — Le 29 janvier nous constatons un peu de douleur au-dessus du pubis : par le toucher vaginal nous trouvons le col augmenté de volume et porté en arrière ; dans le cul-de-sac antérieur il existe une bosselure.

Etat général mauvais.

Traitement : 1° 30 grammes d'huile de ricin pour combattre la constipation ; 2° vin de quinquina ; 3° eau de Spa ; 4° 0,60 centigrammes d'ergotine injectés dans chaque cuisse.

Le jour suivant, 30 janvier, la perte est presque arrêtée.

1er février. — La malade ne perd presque pas : pas d'injection ce matin.

2 février. — Nouvelle perte : deux injections d'ergotine.

5 février. — La malade accuse des douleurs s'irradiant du sacrum vers le bas-ventre : lavement laudanisé.

6 février. — Perte abondante : M. Gallard ordonne des irrigations vaginales, avec l'appareil Audoin (fig. 13), pendant deux heures suivies.

Diminution de la perte, vers le soir ; lavement laudanisé.

7 février. — Pas de perte : faiblesse générale.

8 février.—Aujourd'hui elle n'a pas pris l'irrigation d'eau : vers midi perte abondante : cataplasme froid et laudanisé sur le ventre.

9 février. — Urine plus facilement que les jours précédents, mais continue à être constipée : 30 grammes d'huile de ricin. Jusqu'au 15 elle prend deux irrigations par jour.

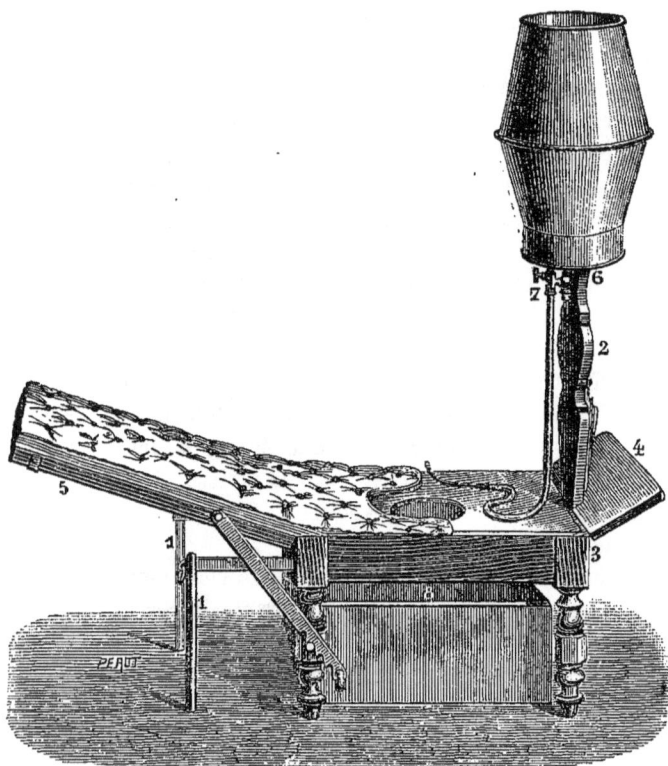

Fig. 13. — Appareil de M. A. Audoin.

15 février. — Elle a ses règles. Suspension des irrigations.

19 février. — Cessation des règles.

20 février. — La malade souffre au niveau de l'ovaire et au rein correspondant ; écoulement de sang ; elle reprend les irrigations froides.

24 février. — Pas de perte.

28 février. — *Exeat.*

II. Tumeurs sous-péritonéales.

Les tumeurs fibreuses sous-péritonéales sont parfois l'objet des migrations les plus curieuses, lorsque le pédicule arrive à se rompre. C'est ainsi qu'on les trouve mobiles dans la cavité péritonéale, ou qu'elles subissent une inflammation adhésive et vont se fixer à quelque autre viscère pelvien. L'origine des fibrômes péritonéaux est près du péritoine ou tout à fait au-dessous de cette séreuse : ces tumeurs restent accolées à l'utérus et, si elles prennent un grand développement, la matrice paraît n'en être qu'un simple appendice.

Les tumeurs sous-péritonéales peuvent, comme nous venons de le dire, se pédiculiser ; à mesure que le pédicule, en s'allongeant, éloigne la tumeur de l'utérus, elles deviennent de moins en moins dangereuses. M. Barnes (1) en a vu qui avaient un pédicule si long, qu'on pouvait les saisir avec la main à travers la paroi abdominale, et les mouvoir de tout côté, sans d'autres limites que leur *amarres* à l'utérus. Martin le Jeune (2) en a observé une du poids de 6 livres (2 kil., 937), tenant à l'utérus par un pédicule de 2 pouces (0 m., 054) de longueur et de 1 pouce (0 m., 027) de diamètre : M. Gambric (3) a trouvé dans la fosse iliaque droite une tumeur remontant jusqu'à la vésicule biliaire et se détachant de la partie droite du col de l'utérus par un pédicule mince : M. Cruveilhier (4) a vu un fibroïde de 5 kilogrammes tenant à l'angle supérieur

(1) Barnes. Traité clinique des maladies des femmes, p. 635.
(2) Mémoires de méd. et de chir. pratique, p. 271. Lyon, 1835.
(3) Bull. de la Soc. anat., 1841, p. 235.
(4) Anat. path. t. III, p. 667.

droit de l'utérus par un long pédicule du diamètre d'une plume à écrire.

Comme les polypes utérins, les tumeurs sous-péritonéales peuvent s'énucléer. Elles tombent alors dans l'abdomen, où elles peuvent allumer une péritonite ou causer des troubles mécaniques ; elles peuvent aussi ne donner lieu à aucun désordre.

La figure 14 montre cette tendance à l'énucléation.

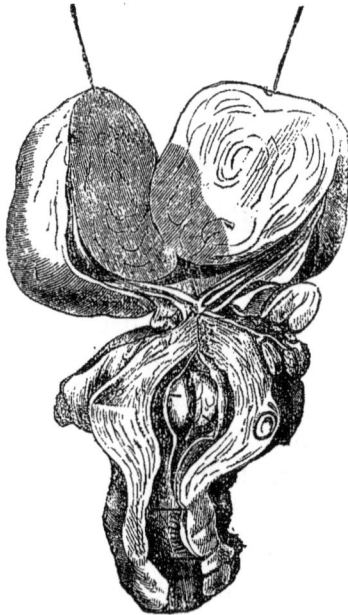

Fig. 14. — Tumeur fibreuse sous-péritonéale (1/2 nature St-George's, XIV, 9. Barnes).

III. TUMEURS SOUS-MUQUEUSES.

Les tumeurs sous-muqueuses sont, parfois, tellement isolées du tissu utérin, quel que soit d'ailleurs leur volume, que leur évolution semble se faire en dehors de toute participation de ce tissu.

D'autres corps fibreux, plus ou moins volumineux, semblent être dans un rapport plus réel avec le tissu utérin. Tantôt ils sont accolés à l'utérus, enveloppés ou à moitié enveloppés dans un mince feuillet de sa substance; tantôt, au contraire, ils sont rattachés à la matrice par un vrai pédicule. Lorsqu'ils sont très-volumineux, ils peuvent adhérer à l'utérus par une base large et se trouver dans l'impossibilité de se péduliser, ou bien ne descendre dans la cavité utérine et n'en franchir l'orifice qu'en entraînant après eux le fond même de la matrice.

L'implantation du pédicule peut se faire sur tous les points de l'utérus qui nous apparaissent avec un revêtement péritonéal.

OBSERVATION V. (Personnelle).

Polype de l'utérus. — Extirpation.

D... Louise, quarante-neuf ans, entrée à l'hôpital Saint-Louis le 27 novembre 1874.

Cette malade, qui a cessé de voir ses règles depuis quatre ans, se plaint de pertes sanguines qui reviennent irrégulièrement tous les trois ou quatre mois et durent chaque fois plusieurs jours.

Elle mange bien, n'a pas maigri et ne souffre pas.

Par le toucher vaginal on trouve le col dirigé en arrière; l'orifice externe paraît grand comme une pièce de cinquante centimes, et obstrué par une masse charnue, dure, non saignante et légèrement mobile.

L'examen au spéculum ayant confirmé le diagnostic de tumeur sous-muqueuse, la malade fut opérée le 4 décembre 1875. Pour cela, M. Péan ayant attiré la tumeur dans le vagin avec une pince de Museux, et l'ayant suffisamment abaissée, saisit son pédicule aussi loin que possible, avec une pince hémostatique à longues branches et l'excise immédiatement au-dessous des mors. La pince fut laissée en place par prudence jusqu'au lendemain matin sans que la malade en ait souffert.

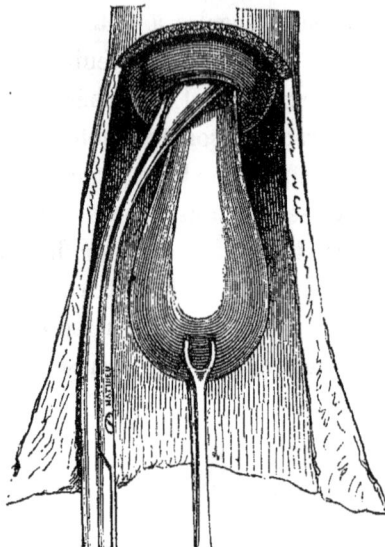

Fig. 15. — Tumeur sous-muqueuse.

Tumeurs fibro-cystiques de l'utérus.

Cette variété complexe de tumeurs utérines, dont nous allons nous occuper, a été décrite par les auteurs sous le nom de kysto-fibrôme, kysto-sarcome, kistoïde, tumeur fibro-cystique de l'utérus, etc.

Ainsi que leur nom l'indique, ce sont des tumeurs composées de deux parties : l'une fibreuse, l'autre cystique. Cette définition, ne préjugeant rien sur la nature de ces tumeurs, et ne comprenant que ce qu'il y a de caractéristique dans leur manière d'être, convient surtout au point de vue clinique ; car les symptômes auxquels elles donnent lieu, dérivent à la fois des deux éléments qui les constituent.

L'étude de ces tumeurs est toute récente, et l'on peut dire que nos connaissanees sur ce point sont encore peu développées. Nos moyens de diagnostic differentiel sont très-défectueux, et il en résulte souvent, dans la pratique, de sérieuses erreurs. Disons cependant que ce sujet occupe actuellement l'attention des pathologistes, et qu'il y a tout lieu d'espérer que, d'ici à quelques années, l'étude des tumeurs fibro-cystiques aura fait de grands progrès.

Les kystes se développent dans l'utérus par deux processus bien différents : tantôt un kyste se développe dans le tissu utérin et atteint un volume plus ou moins considérable ; tantôt une tumeur solide, bénigne ou maligne, qui s'est formée dans le tissu utérin subit une dégénérescence kystique. Autrement dit, des kystes peuvent se former dans les tumeurs solides, augmenter en volume et en nombre, de façon à transformer en un véritable kyste une tumeur qui, au début, n'en présentait pas les caractères. C'est ainsi que nous avons des kysto-sarcomes, des kysto-fibrômes, de kysto-chondromes et des kysto-carcinomes (G. Thomas).

Il ne faudrait pas croire cependant que ces sortes de tumeurs soient très-fréquentes ; elles sont rares au contraire, surtout si on le compare à la fréquence extrême des kystes ovariques et des tumeurs fibreuses utérines.

Cependant il est de cette affection comme de beaucoup d'autres : aussitôt qu'elle a été bien connue et décrite, on a remarqué qu'elle était plus fréquente qu'on ne le croyait généralement. Dans un travail publié en 1869 (1), Kœberlé

(1) *Gazette hebdomadaire*, n° 16, 1869.

nous dit qu'il n'a trouvé que seize cas de fibro-cystiques, dont deux avaient été constatés après la mort. A la même époque, le docteur G. Lée (1) a réuni dix-neuf cas, dont neuf observés en Amérique, huit en Angleterre et deux en France. Le docteur Péan dans son remarquable ouvrage sur l'hystérotomie (2), cite quatre tumeurs fibro-kysti-ques, dans lesquelles il pratiqua l'ablation partielle ou totale de l'utérus (depuis 1869-1871). Le même auteur, fait référence de quatre de ces tumeurs, opérées par gas-trotomie, dans ses *Leçons de clinique chirurgicale* de 1876 ; ces quatre dernières hystérotomies ont été pratiquées depuis l'année 1871 à 1873.

Enfin, dans le deuxième volume des cliniques de Saint-Louis, M. Péan (3) nous cite un seul cas des tumeurs fibro-kystiques : le total de ces tumeurs publié jusqu'au-jourd'hui par le distingué chirurgien de Saint-Louis, sont au nombre de neuf ; toutes ont été opérées par le gastroto-mie : seulement trois femmes sont mortes à la suite de cette sérieuse opération.

M. le docteur G. Thomas dit que, dans un article publié en 1872, son ami E. R. Peasle (4) s'exprimait ainsi : « J'ai rencontré dix cas dans ma pratique personnelle pendant ces deux dernières années, et je n'en ai pas obsservé moins de cinquante depuis ma première opération d'ovariotomie pratiquée en 1850. »

Anatomie pathologique. — Les pathologistes décrivent

(1) *Remarks upon diagnosis of ovarian from fibro-kystic tumors.*

(2) *De l'ablation partielle ou totale de l'utérus par la gastrotomie.* Paris, 1873. Chez A. Delahaye.

(3) Péan. *Leçons de clinique chirurgicale.* Paris, 1879. Germer-Baillière éditeur.

(4) *Ovarian tumors,* p. 107.

plusieurs processus par lesquels les tumeurs fibreuses
peuvent devenir kystiques. « On trouve dans quelques
fibrômes, dit Klob, des cavités qui se sont formées de différentes manières. Elles résultent soit d'une hydropisie, soit
d'une métamorphose colloïde du tissu connectif commen-
çant au centre de la tumeur. Enfin des hémorrhagies sur-
venant dans l'intérieur du fibrôme peuvent déterminer la
formation de cavités analogues à celles qui ont été dési-
gnées sous le nom de kystes apoplectiques. » Voici ce que
dit Billroh (1) à propos des kystes néoplastiques : « Ils
résultent le plus souvent d'un ramollissement des tissus
préalablement affectés par une infiltration cellulaire. Aussitôt que le nouveau kyste est formé, les parois de la cavité
sont le plus souvent le siége d'une sécrétion ou d'une
exsudation qui en augmente le volume. Tous les tissus
riches en cellules peuvent être transformés en kyste par
la métamorphose muqueuse du protoplasma. »

On voit, d'après ce qui précède, que le mot de dégénérescence kystique ne convient pas strictement à cette
affection, puisque les collections liquides qui se produisent sont plutôt le résultat d'une sorte de liquéfaction que
d'un véritable développement kystique (G. Thomas).

M. Péan croit que la cause de la rareté extrême de la
dégénérescence est purement mécanique. La pression
exercée sur le corps fibreux par les parois de l'utérus
nous paraît éninemment propre à empêcher le développement de kyste un peu volumineux dans l'épaisseur du
néoplasme; mais que cette pression vienne à faire défaut
comme dans les tumeurs sous-péritonéales et la dégénérescence pourra se montrer avec toutes ses formes. Donc,

(1) Billroh. Traité sur les tum., p. 621.

il est un premier fait constant, que l'expérience nous révèle et que M. Péan pose comme une règle générale, ainsi : *les tumeurs fibro-cystiques dont le point de départ se trouve sur l'utérus, se développent excentriquement à cet organe, vers la cavité péritonéale.*

M. Péan divise ces tumeurs en trois groupes se subdi-

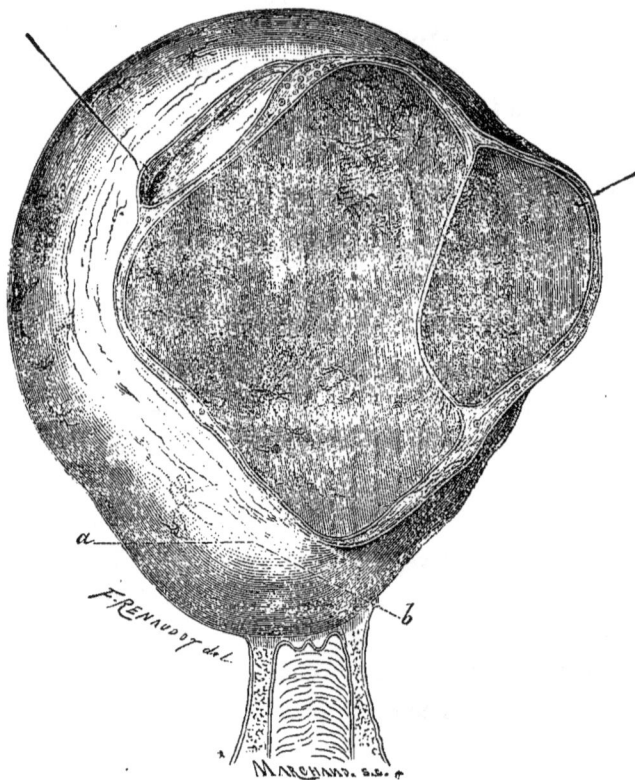

Fig. 16. — Kyste implanté directement sur l'utérus et développé au sein même de sa substance.

visant eux-mêmes en plusieurs variétés. Tantôt les loges remplies de liquides sont creusées dans l'épaisseur du corps fibreux lui-même: c'est ce qu'il désigne avec Cruveilhier

3

sous le nom de *corps fibreux à géodes*. Tantôt le kyste et le corps fibreux sont presque indépendants l'un de l'autre, et n'affectent entre eux que des rapports de voisinage, les parois de la poche étant constituées, en partie par le corps fibreux, en partie par une membrane propre ; ce sont les *tumeurs fibro-cystiques proprement dites.*

Enfin, il est des cas où le kyste s'implante directement sur l'utérus ou se développe au sein même de sa substance. Ces tumeurs ne sont pas à proprement parler des tumeurs fibro-cystiques, puisque l'une des deux parties, la partie solide, peut faire défaut.

La fig. 16 (1) nous donne un très-bon exemple du troisième groupe de ces tumeurs.

Symptômes.

Nous savons que ces tumeurs sont très-rarement enflammées ou ulcérées ; les symptômes que l'on constate sont donc ou purement mécaniques, ou bien ils sont liés à la cessation des fonctions utérines, ou enfin à des troubles sympathiques développés dans des organes éloignés.

Les symptômes mécaniques dépendent du degré de développement de la tumeur et de sa situation. La présence d'une tumeur fibreuse intra-utérine donne lieu à des symptômes du côté de la vessie, notamment à une rétention d'urine subite et complète. Cette rétention survient toujours immédiatement avant le moment des règles, ou dans le premier jour de son évolution. Elle est due à une cause purement mécanique ; le corps fibreux parti-

(1) Empruntée à M. Péan.

cipant à la congestion de tout l'appareil utérin se tuméfie et vient comprimer le col de la vessie et de l'urèthre, de façon à intercepter totalement le cours des urines. Au contraire, les progrès de la tumeur en général n'amènent pas cet accident, parce qu'ils se produisent lentement et donnent aux organes le temps de s'habituer à un certain degré de compression.

La présence de ces tumeurs trouble ordinairement la menstruation; dans quelques cas, elle se fait très-irrégulièrement; dans d'autres, elle n'avait subi aucune modification.

Ces différences s'expliquent aisément, si l'on a égard à la situation occupée par la tumeur par rapport aux parois utérines. Les métrorrhagies sont abondantes et répétées dans les cas où la tumeur interstitielle se rapproche de la muqueuse, ou quand elle fait saillie du côté de la cavité utérine, tandis qu'elle fait défaut ou est peu considérable quand la tumeur proémine du côté de l'abdomen.

La leucorrhée, qui accompagne assez fréquemment les corps fibreux, n'est pas un signe du début. Elle coïncide seulement d'ordinaire avec des polypes en voie de progression vers le vagin, et partant avancés dans leur développement ou bien avec un état général assez grave que des hémorrhagies répétées auraient amené à la longue.

Chez les femmes atteintes de tumeurs fibreuses, nous trouvons encore de la constipation, douleurs dans la région pelvienne, ténesme utérin, et enfin les symptômes résultant de la pression des nerfs et des vaisseaux cruraux.

Signes physiques. — Le toucher pratiqué avec soin, surtout combiné avec le palper abdominal, fait reconnaître l'augmentation de volume et parfois les changements de forme présentés par l'utérus. Pour examiner la face extérieure de l'utérus, la malade doit être placée les jambes fléchies dans le décubitus dorsal : on videra la vessie et l'on fera disparaître tous les vêtements pouvant exercer une constriction autour de la taille et de l'abdomen. Déprimant ensuite l'utérus en applicant la main gauche sur l'hypogastre, l'opérateur introduit l'index dans le cul-de-sac vaginal postérieur, puis dans le rectum, de façon à explorer la face postérieure de l'utérus.

Les corps sous-péritonéaux, à leur début, échappent complétement à nos moyens d'investigation.

Les tumeurs sous-muqueuses se présentent à notre examen, surtout, aux époques menstruelles ; c'est pour cela qu'il faut pratiquer le toucher vaginal à plusieurs reprises.

Le toucher et les autres moyens d'exploration font reconnaître constamment l'hypertrophie musculaire et vasculaire de l'utérus, en même temps qu'une inégalité dans la configuration de cet organe et une ou plusieurs tumeurs dans l'épaisseur de ses parois.

Diagnostic.

Voici les états morbides qui peuvent faire croire à l'existence d'une tumeur fibreuse qui, en réalité, n'existe pas :

Grossesse normale et extra-utérine;

Hématocèle pelvienne;

Antéflexion;

Retroflexion;

Tumeurs de l'ovaire ;

Cancer du corps ;

Rétention du placenta.

Dans la *grossesse*, il y a aménorrhée et surtout à partir du quatrième mois et demi le *ballotement*, la rougeur vineuse des organes génitaux externes, les *mouvements actifs* du fœtus perçus par l'accoucheur, le *souffle utérin* et surtout le bruit du cœur fœtal (signe de certitude), éclairciront le diagnostic.

Grossesse extra-utérine. — Ce diagnostic est difficile, surtout dans l'état de grossesses peu avancées. La plupart des auteurs parlent de la persistance des règles ; ce cas est assez fréquent, mais souvent aussi les règles sont suspendues. Le principal symptôme, au début des grossesses extra-utérines, est fourni par des douleurs particulières sur lesquelles Heine a beaucoup insisté. Ce sont des sortes de coliques utérines siégeant dans les flancs ; elles se manifestent souvent dès la troisième semaine et s'accompagnent fréquemment de rétention d'urine et de constipation opiniâtre. Ces douleurs augmentent à partir du troisième ou quatrième mois ; à cette époque, les mouvements du fœtus font souffrir davantage la femme.

L'abdomen est quelquefois élargi transversalement, développé d'un seul côté, moins tendu de l'autre. La palpation est souvent douloureuse, au point que, dans des cas pareils, Hecker a dû employer le chloroforme. Quand la grossesse extra-utérine atteint le troisième ou quatrième mois, on trouve souvent une première tumeur au-dessus du pubis, qu'on reconnaît pour être la matrice développée comme au deuxième mois de la grossesse normale, et, une seconde tumeur plus grande remontant dans l'hypogastre ou les régions inguinales.

Généralement on perçoit sous sa main le fœtus, ses contours et ses mouvements à travers des parois abdominales très-minces. L'auscultation peut donner de précieux renseignements, soit pour établir l'existence de la grossesse, soit pour faire le diagnostic différentiel d'avec les autres tumeurs. Elle donne deux signes qui n'ont pas la même valeur : les bruits de souffle et les bruits du cœur du fœtus.

Avec le *cathétérisme utérin*, nous pouvons nous guider pour diagnostiquer la grossesse extra-utérine.

La grossesse extra-utérine peut être *tubaire* quand le développement d'un ovule fécondé a lieu dans une des trompes de Fallope. Les grossesses ovariques, tubo-ovariques, tubo-utérines interstitielles et utéro-tubaires de Dezeimeris n'en sont que des subdivisions. L'on comprend dès lors les discussions sans fin et l'acharnement des auteurs modernes qui se sont efforcés d'établir la réalité de quelques-unes de ces variétés.

La grossesse tubaire, abstraction faite des malaises habituels de la grossesse normale, ne se traduit ordinairement par aucun *symptôme* jusqu'à la rupture du sac fœtal. Alors on voit survenir les signes d'une hémorrhagie interne grave ou bien c'est la péritonite aiguë qui occupe le premier plan, et la mort survient rapidement (Sims).

Le développement d'un ovule fécondé dans la séreuse abdominale a reçu le nom de grossesse *péritonéale* ou abdominale. Celle-ci peut être primitive ou secondaire ; lorsque l'œuf vient immédiatement après la fécondation se fixer sur le péritoine, elle mérite le premier nom ; on lui réserve le second lorsqu'elle est consécutive à une grossesse tubaire.

La grossesse peut aussi être *ovarique*.

Les *terminaisons* des grossesses ovariques et abdominales sont, d'après Sims, les suivantes : si l'enfant vit jusqu'à la fin normale de la grossesse, ordinairement il survient des douleurs analogues aux contraction utérines, et une caduque est expulsée par l'utérus. Pendant ce temps le fœtus meurt et agit sur les parois du sac d'une façon irritative, de sorte qu'elles s'enflamment, suppurent ou se gangrènent sous l'influence de la destruction du fœtus. La mort survient alors par péritonite.

L'*hématocèle* se montre subitement en s'accompagnant de symptômes. La tumeur est fluctuante, douloureuse et immobile. Il y a de la tympanite et des désordres constitutionnels. Rien de tout cela n'existe avec les tumeurs fibreuses.

Les *flexions* et les déplacements de l'utérus peuvent être reconnus avec la sonde utérine, moyen d'exploration qu'il est presque toujours nécessaire d'employer lorsqu'on veut établir le diagnostic des tumeurs intra-utérines.

On a confondu les kystes de l'ovaire avec les tumeurs fibreuses de l'utérus ; cependant, pourvu que les tumeurs de l'ovaire ne soient pas trop volumineuses, elles conservent une mobilité manifeste, dont l'évidence n'est pas douteuse lorsqu'on fait changer la malade de position ou qu'on imprime des mouvements à la tumeur. Mais, s'il est difficile de les confondre avec les fibroïdes interstitiels ou sous-muqueux, il ne l'est pas moins de les distinguer des tumeurs fibreuses sous-péritonéales, surtout quand

elles sont pédiculées. Il ne faudrait pas croire, d'après
cet exposé, que le diagnostic des tumeurs fibreuses est
toujours facile, surtout lorsqu'il existe des adhérences
entre l'utérus et une tumeur solide de l'ovaire, circonstance dans laquelle il est à peu près impossible de distinguer celle-ci d'un fibrôme.

Le *cancer* peut être pris pour un fibroïde et récipro-
quement. Simpson reconnaît le cancer du corps de l'utérus à ces signes : « 1° Un écoulement aqueux désagréable,
continuant presque constamment, et à un degré ordinaire.
2° Il y a fréquemment de la métrorrhagie, quelquefois pro-
fuse, incapable d'être arrêtée par aucun des médicaments
ordinaires ou des injections faites dans le vagin. 3° Au
moyen de la sonde, l'on peut sentir le corps étranger
dans l'intérieur de l'utérus ; en dilatant le col avec de
petites éponges, on arrive à introduire le doigt et à sentir
la portion malade, dure, fongueuse et irrégulière, ou plus
molle, fongoïde et friable. 4° Des morceaux de tissu morbide sortent quelquefois spontanément ou peuvent être
détachés pour l'examen microscopique. Enfin, il y a souvent, mais non dans chaque cas, retour périodique des
douleurs caractéristiques. »

A ces signes, il faut ajouter que le col est toujours
parfaitement sain à la première période, légèrement en-
tr'ouvert et ramolli au bout de quelque temps ; le corps
de l'utérus tout entier, augmenté de volume, et même
modifié dans sa forme, quand la tumeur siége plutôt sur
une face que sur l'autre. Le vagin est sain ; les annexes,
trompes et ovaires assez souvent pris, et alors ils s'acco-
lent sur le fond de l'organe.

Les symptômes généraux diffèrent aussi les uns des

autres : ils sont très-graves, caractérisés par la cachexie,
la fièvre hectique, la rapidité relative de la marche dans
le cancer ; ils sont presque bornés à l'appauvrissement du
sang et à l'anémie dans le cas de fibroïde. Le cancer pro-
fond du col, dur, bosselé, donnerait peut-être le change
plus aisément que celui du corps ; mais il s'ulcère, en-
vahit les parties voisines, s'étend aux parois vaginales,
est très-saignant, au lieu que les tumeurs fibreuses conservent leur consistance ordinaire ou du moins leur siége
primitif.

La *rétention du placenta*, ou d'une portion de cet organe,
peut aussi donner des symptômes assez semblables à ceux
des tumeurs malignes du corps de l'utérus. Le placenta
est un corps étranger après l'accouchement. Ce n'est pas
à cette période qu'on fera la confusion. Alors, en général,
il y a une fétidité très-grande et toute particulière des lo-
chies, des hémorrhagies, etc.... et la femme est sous le
coup assez souvent d'une fièvre ataxo-adinamique produite par le résorption putride de morceaux de placenta en
décomposition. C'est lorsqu'il séjourne plusieurs semaines, quelquefois même plusieurs mois dans la cavité utérine
après l'expulsion de l'embryon, ce qui n'arrive guère que
dans les avortements (Cazeaux. Traité des accouchements,
p. 899), qu'il pourra y avoir doute et confusion avec des
tumeurs polypoïdes de mauvaise nature. L'intégrité des
connexions vasculaires du placenta, dans ces cas, explique
son innocuité prolongée; il donne lieu alors, comme les polypes et les cancers, à des écoulements abondants de liquide, à des hémorrhagies.

Pronostic.

Le praticien doit toujours apporter la plus grande réserve dans le pronostic des tumeurs fibreuses de l'utérus.
A moins qu'elles n'acquièrent un énorme volume, les tumeurs fibreuses ne sont qu'exceptionnellement mortelles,
et cependant il n'est pas rare de rencontrer des cas où elles
déterminent des accidents ou des complications extrêmement graves.

La grossesse peut être menée jusqu'à terme, mais le
danger pour la femme commence à devenir sérieux au moment de l'accouchement. Le plus souvent celui-ci est la-
borieux et peut être suivi d'une hémorrhagie grave.

Fréquence.

Si les tumeurs fibreuses étaient aussi dangereuses que
quelques auteurs l'ont annoncé, elles entraîneraient chaque
année une mortalité considérable ; car, ainsi que l'a écrit
Mac Clintock, « la maladie organique la plus fréquente, si
l'on excepte l'inflammation, est le fibrôme 77. Bayle esti-
mait que sur cent femmes qui succombent après trente-
cinq ans, vingt sont atteintes de tumeurs fibreuses. Klob
s'exprime ainsi en parlant de la fréquence des fibrômes
utérins : « Il est incontestable que 40 par 100 des femmes
qui meurent après la cinquantaine ont des fibrômes utérins. »

Marche, Durée, Terminaisons.

La marche des myomes utérins non pédiculés est extrêmement variable. Ainsi que le dit M. Guyon, il est diffi-

cile, étant donné un corps fibreux, de dire qu'elle sera la durée de la maladie et quelle peut en être la terminaison. On cite un certain nombre de faits dans lesquels des tumeurs fibreuses, parfaitement reconnues, ont pu être suivies fort longtemps, sans qu'il fût possible de constater chez elles un accroissement manifeste.

Comme nous l'avons dit, ces tumeurs peuvent acquérir un volume considérable et même atteindre le poids énorme de cinquante kilogrammes (voy. obs. citée par Virchow). Il est heureusement fort rare qu'elles aient de semblables dimensions ; mais en admettant qu'elles n'atteignent pas un pareil développement, elles peuvent épuiser les malades par la métrorrhagie, la leucorrhée, l'hydorrhée, et les autres symptômes qu'elles déterminent. Elles peuvent même donner lieu à une fièvre hectique. Mais cette terminaison, de même que la première, est exceptionnelle.

Quand les tumeurs sont abandonnées à elles-mêmes, on ne peut donc pas dire de quelle façon elles se comporteront.

1° La tumeur suivra une marche ascendante, lente ou rapide. Elle atteindra des dimensions considérables et pourra entraîner la mort, à la suite des accidents variés.

2° Arrivée à un certain degré de développement, la tumeur restera stationnaire, fait observé surtout après la ménopause, mais constaté quelquefois aussi pendant la période de l'activité sexuelle.

3° Le myome peut non-seulement rester stationnaire, mais encore subir une regression totale ou partielle, à la suite de laquelle il s'atrophie ou disparaît complétement.

4° A la suite de l'inflammation, de la gangrène, et des

causes pathologiques du même ordre, les myomes peuvent, dans des cas très-exceptionnels, être éliminés, soit par les voies naturelles, soit par une perforation de l'utérus et des parties voisines.

Complications.

Voici les complications les plus fréquemment observées pendant le cours de cette affection :

Déplacement de l'utérus ;
Perforations et ruptures de l'utérus ;
Endométrite ;
Cystite ;
Ascite ;
Obstruction du rectum ;
Hémorrhoïdes ;
Adhérences des tumeurs fibreuses ;
Pelvi-péritonite ;
Atrophie des parois utérines.

Lorsqu'il existe plusieurs tumeurs, la cavité utérine est parfois si altérée et si tortueuse, qu'il est impossible d'en retracer la forme primitive ; d'autres fois les tumeurs sont si volumineuses et si nombreuses, qu'il est difficile de retrouver les traces de l'utérus, qui semble avoir disparu complétement.

Influence des tumeurs fibreuses
sur l'accouchement.

D'abord, la grossesse est-elle possible? Louis dit que non et son opinion a prévalu pendant quelque temps, puisque Levret a consacré plusieurs pages à la détruire, en s'efforçant de montrer la possibilité de la grossesse avec un fibrome.

Cette grossesse peut-elle arriver à terme? Sans doute, de nombreux exemples le prouvent, et Ingleby argumentant une thèse d'Ashwell qui propose l'accouchement prématuré, conclut contre ce traitement en citant à l'appui de sa thèse l'observation d'accouchements spontanés et à terme malgré la présence du corps fibreux.

Ainsi la grossesse est possible, mais il faut pour cela que l'hystérome ne ferme pas l'orifice du col, ou bien que, comme dans un cas cité par Robert Barnes (*London Lancet*, 1851), deux tumeurs symétriques n'oblitèrent pas l'ouverture des trompes de Fallope. Il est néanmoins prouvé que la présence d'un corps fibreux prédispose à la stérilité. West, dans ses leçons sur les maladies des femmes, rapporte que, sur 96 cas, 82 femmes se marièrent et 28 furent stériles. Dans 62 autres cas, il y a eu 124 naissances et 48 fausses couches ; 34 femmes n'eurent qu'une seule grossesse, 21 fois à terme et dix fois il y a eu fausse couche.

Enfin sur 600 malades dont 500 mariées stériles ou devenues stériles, observées par Sims, 119 avaient des hystéromes.

Pendant les accouchements on a noté, dans les cas de tumeurs fibreuses, une fréquence relative des présentations de l'épaule. C'est là assurément une fâcheuse condition pour la mère autant presque que pour l'enfant. Les présentations de l'extrémité pelvienne sont assez fréquentes aussi : mais on pense que, si elles sont fâcheuses jusqu'à un certain point pour le fœtus, elles sont plus favorables à la mère, le bassin du fœtus pouvant agir dans le bassin

maternel à la façon d'un coin, tendrait à effacer et à réle-
ver graduellement, mieux que ne pourrait le faire la tête,
les obstacles qu'il rencontrerait sur sa route.

La statistique de Zoloczinow montre quelle influence
considérable ces fibrômes ont sur les présentations fœtales
et le mécanisme de l'accouchement. Il trouva pour 25 présentations de l'extrémité céphalique, 13 présentations de
l'extrémité pelvienne et 10 présentations transversales. Le
cours de l'accouchement fut normal 30 fois, 21 fois difficile, mais sans intervention de l'art, et 39 fois il nécessita
des opérations.

Le plus souvent la présentation est normale, et l'accouchement se fait dans les conditions ordinaires.

Les corps fibreux qui se sont développés dans les parois
antérieure et postérieure de l'utérus, même très-près du
col, ont généralement de la tendance à s'élever au-dessus
du détroit supérieur et à laisser libre le canal pelvien. Ce
sont les tumeurs du col ou celles qui touchent à cet organe
qui forment les obstacles les plus sérieux à l'accouchement.

Plus haut, à l'article histologie, nous avons montré que
l'hystérome était formé par un tissu musculaire, identique
à celui de l'utérus, né alors que cet organe était en pleine
activité fonctionnelle, et nourri par les mêmes vaisseaux.

Il n'est pas étonnant dès lors que cette tumeur suive
pour ainsi dire pas à pas les mêmes modifications qui vont
survenir dans l'organe lui ayant donné naissance. C'est en
effet ce qui a lieu. Sans connaître sûrement l'anatomie du
corps fibreux au moment de la conception, nous pouvons
dire, d'après la marche que nous lui voyons suivre, qu'il
grossit et s'hypertrophie pendant la gestation. Des autop-

sies faites à différentes époques de la grossesse ont permis de suivre les modifications que nous allons décrire.

Le fait suivant est très-probant : il est dû à M. Depaul (1)

OBSERVATION VI.

Une femme demanda, à l'occasion d'un mariage projeté,
l'avis d'un médecin sur une tumeur qu'elle portait dans un côté
du ventre. Celui-ci ne pratique pas le toucher vaginal, mais dit
qu'elle pouvait devenir enceinte. Elle se maria, et lorsque je la
vis quelque temps après, elle était dans une angoisse extrême.
Les règles étaient supprimées depuis deux mois, mais elle
m'annonça qu'elles étaient revenues avec un grand excès. Au
bout de vingt-une heures elle avorta et se remit lentement.

L'utérus était enseveli dans une grappe de tumeurs fibreuses
qui remplissaient les deux fosses iliaques et le cul-de-sac postérieur. Les tumeurs avaient pris un grand développement par
l'effet de la grossesse et étaient devenues douloureuses. Au bout
de quelques semaines leur volume diminua et la sensibilité
disparut. Mieux conseillée, elle ne se serait pas mariée.

M. Depaul dit dans l'*Union médicale* de 1857, p. 546 :
Une dame qui porte une tumeur du volume d'une noix sur
la paroi antérieure de l'utérus, est accouchée deux fois par
ses soins. A chaque grossesse la tumeur a pris progressivement un volume de plus en plus gros et n'a pas tardé
de diminuer après l'accouchement

Dans un fait observé par Bristow (2), la tumeur s'accrut
pendant tout le temps de la grossesse. La femme mourut
six jours après l'accouchement, et à l'autopsie on trouva
une tumeur fibreuse enveloppée par le tissu utérin plus
ferme que lui, mais cependant un peu souple.

(1) Depaul. *Gaz. des Hôpitaux*, 1868, n° 69.
(2) Bristow. *In path. trœns. London*, 1853.

Nous venons de voir croître l'hystérome pendant la grossesse. Nous allons le voir diminuer à mesure que l'utérus va revenir sur lui-même, si bien que six semaines après l'accouchement, il aura repris son volume primitif ou peu s'en faut. Le mécanisme par lequel se fait cette rétrocession, est dû à la dégénérescence granulo-graisseuse, tout comme celle de l'utérus lui-même. M. le professeur Depaul, dans la clinique du 12 mars 1874 dit avoir vu plusieurs fois des polypes parfaitement constatés pendant la grossesse, se résorber après l'accouchement. Une observation intéressante qui montre la diminution de l'hystérome après l'accouchement est celle de M. Lorain consignée dans la *Gaz. des hôp.* 1869 et dans la thèse de M. Marie Pacifique.

En voici le résumé :

OBSERVATION VII.

La nommée X....., femme de quarante-quatre ans, ayant déjà plusieurs enfants âgés, vint accoucher à l'hôpital Lariboisière le 21 mars 1869. A son entrée, la poche des eaux était rompue, et les pieds de l'enfant dans l'excavation. L'accouchement fut terminé, l'enfant vivant, quelques instants après le placenta fut expulsé. En explorant l'abdomen pour voir si l'utérus se rétractait bien, M. Lorain sentit, vers le fond de cet organe une tumeur volumineuse qui lui fit croire à l'existence d'un second fœtus. Le toucher ne fit pas reconnaître de partie fœtale. Une petite tumeur située un peu plus bas que la première simulait le coude d'un fœtus et le toucher fut de nouveau pratiqué.

L'auscultation ne fit entendre nulle part de battements de cœur fœtal. La femme disait à plusieurs reprises de ne pas s'occuper de cette grosseur, parce qu'elle l'avait toujours eue à ses autres accouchements et qu'elle disparaissait après ses couches.

Le lendemain on sent encore la grosse tumeur, la petite a presque disparu. Deux jours après on ne trouve plus que la première, et la femme répète en insistant qu'elle est sûre que la tumeur s'en ira toute seule comme autrefois. Quelques jours après on ne sent presque plus la tumeur : la femme est prise d'infection putride et meurt le 12 avril.

A l'autopsie on trouve près de l'angle de l'utérus, à droite une petite tumeur pointue de la grosseur d'une noix, et au-dessous une autre encore plus petite. Nulle part ailleurs on ne trouve des traces de corps fibreux.

Comme on le voit, les hystéromes volumineux pendant la grossesse diminuent assez rapidement après l'accouchement.

En nous résumant nous dirons qu'en dehors de tout processus pathologique, l'hystérome partageant, pendant la grossesse, la suractivité vitale de l'utérus, en subit les différentes modifications, non pas toujours, mais dans l'immense majorité des cas. Comme lui, il s'hypertrophie, se déplace, revient sur lui-même après l'accouchement, reprend sa constitution primitive, et quelquefois subit la dégénérescence granulo-graisseuse assez profondément pour disparaître presque complétement. Cependant, après la grossesse, l'hystérome peut, dans certains cas, augmenter de volume; quelquefois, ne revenant pas tout à fait à son volume primitif, il peut après plusieurs grossesses successives, avoir un volume beaucoup plus considérable qu'au début.

On comprend en outre que l'hystérome, bien que formé par le même tissu que celui de l'utérus, mais contenant cependant plus de tissu fibreux, ne puisse pas se distendre comme le ferait la paroi utérine et par conséquent s'oppose quelquefois à son complet développement. Ces

phénomènes ne s'observent que sur les myomes interstitiels et sous-muqueux, et sont d'autant plus marqués, que
les tumeurs sont plus volumineuses ou en plus grand
nombre. Dans un cas observé par M. Broca, où lá paroi
utérine était criblée de corps fibreux, l'utérus n'aurait pas
pu se développer. Quant aux corps sous-muqueux ce sont
ceux qui, après les phénomènes que nous venons de voir,
prédisposent le plus à l'avortement, soit qu'ils décollent
les membranes, soit qu'ils exercent une pression trop
considérable sur l'œuf et qu'ils le tuent.

Les fibromes sous-péritonéaux n'ont pas la même action,
surtout s'ils sont sessiles. Ils n'apportent presque jamais
de troubles notables à la menstruation, point à la fécondation et peu à la grossesse. S'ils sont pédiculés et que le
pédicule soit assez long, ils peuvent comprimer les vis-
cères, le produit de la conception, déplacer l'utérus, et,
dès lors, amener des complications graves, car la rétro-
version deviendra quelquefois très-difficile à réduire, surtout lorsque le polype aura acquis un certain volume et
qu'on ne pourra plus le refouler, soit par le vagin, soit
par le rectum au-dessus du détroit supérieur.

Mais tous ces cas sont heureusement assez rares, et on
voit bien des femmes avoir en même temps un hystérome
et une grossesse normale, l'utérus s'accommodant très-
bien du corps étranger et du fœtus.

Pendant la grossesse, l'hystérome peut s'enflammer,
dégénérer et éveiller dans l'économie une réaction qui
pourra nuire à la santé générale, et quelquefois être
incompatible avec la prolongation de la grossesse ; dans
ces cas, il faudra provoquer l'avortement. Mais il ne faudra pas confondre cet état avec la métro-péritonite. Dans

celle-ci, nous trouvons de la fièvre, des vomissements, qui la feront reconnaître. Quelquefois l'inflammation pourra se porter jusqu'au péritoine, surtout si la tumeur est sous-péritonéale, et une péritonite mortelle pourra en être la suite. Dans ces cas, l'avortement est la règle, et doit-on le mettre sur le compte de la tumeur enflammée ou sur celui de la péritonite. Les deux maladies peuvent en être la cause et surtout la péritonite. C'est un fait analogue à celui qui se passe dans les cas où une affection grave quelconque, comme la variole, la scarlatine, mettent la vie de la femme en danger.

Nous avons dit que les hystéromes interstitiels pouvaient quelquefois amener l'avortement, ces faits sont assez rares, et cela s'explique assez bien par la concordance que nous admettons entre le développement de l'utérus et celui de la tumeur.

Leur développement s'opérant en même temps, il est naturel de voir conservés les rapports entre l'utérus et la tumeur. Quant au volume du fibrome, on ne peut pas l'admettre comme cause de l'avortement; quand il est situé dans la cavité abdominale, il ne dépasse généralement pas le volume de la tête d'un fœtus à terme. Or, dans les grossesses gemellaires, la présence de deux fœtus ne provoque pas l'avortement, pourquoi dès lors le volume d'un corps fibreux le favoriserait-il?

Le relèvement des tumeurs fibreuses joue un grand rôle et qui a souvent été signalé. On les voit en effet quelquefois, en plein travail, au dernier moment, alors que l'on renonçait presque à les voir subir aucune modification, se relever peu à peu sous l'influence combinée de la tête de l'enfant et de la contraction utérine qui la pousse, glisser peu à peu le long du sacrum, et gagner en totalité ou en partie la cavité abdominale.

Les modifications intimes subies par les myomes au cours de la grossesse, et qui ont pu aller jusqu'à produire un véritable ramollissement, se prononcent quelquefois de la façon la plus heureuse au moment de l'accouchement, et permettent ainsi l'issue d'un fœtus qui, sans elles, resterait fatalement retenu dans la cavité utérine.

Nous ne rapporterons pas ici les nombreux exemples qui démontrent l'importance de ces deux ordres de faits. Nous renvoyons aux observations si remarquables et si souvent citées du professeur Depaul, de Guéniot (1), d'Homolle (*Gaz. des Hôp.*, 1868 et 1869), et aux cas empruntés à divers auteurs anglais, que contient la thèse de Lambert.

Dans quelques cas un myome utérin, soit qu'il fût primitivement pédiculé, soit qu'il eût seulement complété sous l'influence des contractions utérines une pédiculation, commence, s'échappe, non-plus au-dessus du détroit supérieur, mais au-dessous du détroit inférieur. Le chemin que le fœtus doit suivre se trouve alors complétement débarrassé, ou bien une opération qui s'impose, la section du pédicule, ouvre la route encore obstruée.

Mais il reste enfin les cas où une tumeur sessile du col, ou de la partie tout à fait inférieure du corps de l'utérus, met un obstacle décisif à l'accouchement.

Quelle est la nature de l'intervention à choisir dans ces cas où l'on ne peut espérer que l'expulsion du fœtus se fasse par les moyens naturels ? — On s'est proposé trois choses :

(1) Guéniot. In *Gaz. des Hôp.*, 12 avril 1864.

Diminuer le volume du fœtus ;

Supprimer l'obstacle en l'excisant ;

Enfin, à défaut de ces deux moyens, créer une voie artificielle au fœtus par l'opération césarienne.

La diminution du fœtus qui s'obtient par la céphalo-
tripsie a été cherchée quelquefois. On peut évidemment
tenter cette opération, lorsque, après un examen sérieux,
on a acquis la conviction qu'elle pourra permettre à l'accouchement de se faire. Mais ce moyen est resté plus d'une
fois insuffisant.

L'énucléation de la tumeur au moment de l'accouchement a été pratiquée avec succès deux fois, à notre con-
naissance. Le premier de ces faits a été rapporté par
Danyau, en 1851, à l'Académie de Médecine. Dubois dé-
clara que le fait était unique. Il s'agissait d'une malade
qui, arrivée à 7 mois et demi de sa grossesse, venait de
perdre les eaux; lorsque Danyau la vit, une tumeur volumineuse occupait tout le vagin, ainsi que la paroi de la
lèvre postérieure du col. Elle remplissait toute la cavité
du sacrum. Elle était sans doute récente, car la malade
ignorait son existence. Danyau, estimant qu'il ne pouvait
choisir qu'entre l'opération césarienne et l'énucléation,
choisit ce dernier moyen. Il fit une incision sur le tissu
utérin, suivant l'axe de la tumeur ; puis introduisant les
doigts entre les lèvres de l'incision, il énucléa la tumeur.
Une fois séparée de ses adhérences, celle-ci dut être encore
morcelée, à cause de l'étroitesse de l'ouverture vaginale.
La malade guérit (Sébastopulo).

Le second fait, cité aussi par le Dr Sébastopulo à la
page 135 de sa thèse inaugurale, est encore plus favorable.
En voici le résumé : Le Dr Braxton Hicks présente à la

Société obstétricale de Londres une tumeur fibreuse volumineuse qu'il a enlevée par énucléation de la paroi antérieure du col utérin. La malade était une multipare : elle était en travail depuis 12 heures quand il fut appelé. L'utérus était contracté spasmodiquement sur le fœtus. La tête de l'enfant, située à la hauteur du détroit supérieur, pressait contre une tumeur résistante qui occupait tout le haut du vagin, et ne permettait pas d'arriver jusqu'à la tête. Aucun des moyens ordinaires ne permettait d'accomplir la délivrance. Une petite incision fut alors pratiquée sur la tumeur, et cette ouverture se distendant, la tumeur s'énucléa sans hémorrhagie. L'enfant a vécu et la mère ne s'est ressentie de rien.

Braxton Hicks (1) cite un autre cas dans lequel il dut faire l'opération césarienne, parce qu'un fibrôme provenant du col adhérait fortement à l'articulation sacro-iliaque gauche. Storer (2) pratiqua l'opération la plus formidable, car il fit d'abord l'opération césarienne pour un fibrôme irréductible, puis il enleva avec la tumeur tout l'utérus puerpéral. La malade vécut encore trois jours.

Dans un grand nombre de fois nous avons vu que, malgré l'implantation et le volume du myome, la grossesse est arrivée au huitième et au neuvième mois sans encombre et a même permis un accouchement spontané, soit qu'il se soit assoupli ou ramolli, soit qu'il ait remonté dans la cavité abdominale ou qu'il soit sorti avant le fœtus. Malheureusement ces cas heureux ne se rencontrent que trop rarement, et nombre de fois le médecin aura à compter avec les accidents

---

(1) *London obst. Transact*, XI, p. 99.
(2) *Journal of the Boston gyn. soc.*, vol I, **p. 223.**

que tel ou tel corps fibreux pourra amener dans l'accouchement, la délivrance et les suites de couches.

M. le docteur Pacifique Foch dit dans sa thèse inaugurale que les obstacles que les myomes offrent à l'accouchement dépendent de plusieurs causes, telles sont : le
volume, le *nombre*, le *siége*, la *structure* et la *mobilité*.

Il est évident que plus le volume du corps fibreux sera
grand, les autres conditions étant les mêmes, et plus il
gênera l'accouchement. L'obstacle est donc en raison
directe du volume. Mais pour qu'un fibrôme de l'utérus
puisse devenir un obstacle sérieux à l'accouchement, il
faut qu'il soit descendu dans l'excavation ou du moins
dans l'ouverture du détroit supérieur. Il faut de plus qu'il
ait un certain volume que M. Farnier estime, très-arbitrai-
rement, à celui d'un œuf de poule (1).

Osiander croit que les corps fibreux amènent une paralysie de l'utérus, et c'est à elle qu'il attribue le défaut
d'expulsion du fœtus.

Selon le docteur Foch, on pourrait expliquer le fait
différemment, car il est difficile d'admettre la paralysie de
l'utérus, suite de la présence des hystéromes, et on
pourrait dire, que les tumeurs nombreuses, occupant le
fond de l'utérus l'ont empêché de se contracter par une
action toute mécanique, tandis que les parois latérales en
étant presque dépourvues ont pu se contracter facilement
et se sont contractées sur le fœtus de manière à l'empri-
sonner. Nous n'admettons donc pas, avec Foch, l'inertie
de l'utérus par paralysie, mais cependant nous ne nions
pas qu'il puisse y avoir inertie de la matrice. Ainsi, si
l'utérus lutte pendant longtemps pour expulser un fœtus

(1) Tarnier. *Bull. de la Société de chirurgie.* 1869.

qu'une tumeur située au-dessous de lui empêche de sortir, il peut bien lui arriver ce qui arrive à tout muscle qui se contracte trop, c'est une sorte de fatigue qu'il n'a plus la force de vaincre et alors il se repose.

On peut encore dire que les tumeurs fibreuses du segment inférieur et très-près du col peuvent amener la rigidité, qui, on le sait, est un cas de dystocie. Un cas cité par Dupuis semble l'indiquer (1).

Voilà donc une des causes qui peuvent entraver l'accouchement, c'est la non-intégrité des forces expulsives (2). Car deux conditions sont essentielles pour l'accomplissement du travail ; l'intégrité des forces expulsives, et l'absence de tout obstacle sérieux dans les voies traversées par le fœtus.

Traitement.

Traitement médical. — Dans la grande majorité des cas et principalement lorsque les fibrômes sont sousséreux et interstitiels, le praticien doit simplement appliquer un traitement palliatif et combattre chacun des symptômes déterminés par la présence de la tumeur.

Il consiste à combattre quelquefois la douleur, fréquemment les hémorrhagies, à aider l'énucléation spontanée du fibroïde, à éviter toutes les causes qui activent la circulation utérine, à tonifier la constitution, à provoquer la résolution naturelle de la tumeur, à combattre le déplacement de l'utérus.

Pour combattre la douleur nous ferons usage des injec-

(1) Dupuis. *Thèse.*
(2) Marie Pacifique. *Thèse.*

tions hypodermiques au chloryhdrate de morphine, et en général aux préparations opiacées.

Contre les hémorrhagies, nous ferons les applications, les irrigations froides, les pansements à la glace, les grands lavements froids portés à l'intestin à l'aide d'une longue canule, l'emploi général et local du perchlorure de fer, de l'alun, des acides, de l'eau de Rabel, de la teinture de cannelle, du tannin, du ratanhia, enfin le tamponnement vaginal.

L'ergot de seigle a aussi été employé dans ce même but. On a supposé que la constriction causée par l'ergot dans les vaisseaux nourriciers de la tumeur pouvait arrêter sa nutrition, et que la contraction de la paroi utérine pouvait agir dans le même sens. Hildebrand a traité neuf cas par les injections sous-cutanées d'ergotine (1). « Dans quatre cas, dit-il, la diminution de la tumeur fut indubitable ; dans les autres, les symptômes incommodes disparurent. »

M. Courty emploie le seigle ergoté dans le double but d'arrêter les hémorrhagies et de provoquer l'énucléation naturelle de la tumeur.

La solution employée par Hildebrand était la suivante :

Ergotine . . . . 3 parties.
Eau distillée . . . . 7 —
Glycérine . . . . 7 —

Pour combattre les hémorrhagies abondantes et répétées consécutives à un corps fibreux de l'utérus chez une malade de M. Terrier, ce praticien injecta sous la peau du ventre 1 gramme de la solution suivante :

(1) Berlin. Klin. Wochenschr., 1872.

Glycérine. . . . . . . 16 grammes.
Eau . . . . 15 —
Ergotine. . . . . . . 2 —

L'effet hémostatique fut des plus nets et des plus rapides, mais la tumeur ne changea pas de volume.

M. Moutard-Martin emploie la solution suivante :

Extrait d'ergot de seigle . . 2 grammes.
Eau. . . . . 15 —
Glycérine. . . . . . . 15 —

Dose moyenne : 1 gramme à 1 gr. 50 de cette solution, c'est-à-dire de 6 à 10 centigrammes d'extrait d'ergot (1).

Pour éloigner de la malade toutes les causes qui activent la circulation utérine, il faut lui prescrire d'entretenir la régularité des garde-robes par des lavements ou des laxatifs doux ; de garder le repos dans la position horizontale, de se priver du coït, etc.

M. Gallard donne beaucoup d'importance, et avec raison, aux soins hygiéniques, l'habitation à la campagne, le séjour sur les bords de la mer, une alimentation fortifiante aidée d'une médication tonique, du quinquina, des amers, des ferrugineux, etc.

Pour faciliter la résolution de la tumeur, on a employé les médicaments fondants, les stéatogènes et ceux qui peuvent diminuer l'afflux sanguin dans l'utérus. Les iodures et les bromures ont été les plus employés. On les donne à haute dose et pendant un temps fort long, soit en nature, soit sous la forme d'eaux minérales. M. Courty conseille l'usage prolongé du bromure de potassium

(1) Thèse inaug. Gerard, 1879.

dont la dose sera élevée jusqu'à deux ou trois grammes par jour, frictions quotidiennes sur le ventre et la partie supérieure interne des cuisses avec l'onguent napolitain belladoné ou bien avec la pommade d'iodure de plomb et de potassium.

En Allemagne, les eaux de Kreuznach (bromurées) ont obtenu quelque renommée pour leur efficacité supposée dans la résolution des tumeurs, et spécialement des tumeurs fibroïdes, des parois de l'utérus.

Le redressement de l'utérus n'est pas sans importance dans le traitement des fibroïdes, et il apportera presque toujours un certain soulagement ; pour l'obtenir, il faudra employer la sonde utérine ou bien les pessaires.

Electricité, courant continu. — Un de nos confrères distingués, le docteur Jules Chéron, médecin de Saint-Lazare, a eu recours, dans le traitement de ces tumeurs, à une force *spéciale* de l'électricité produite par les courants continus. Depuis bien des années, notre cher ami étudie l'électricité sous ses différentes formes, dans ses applications aux maladies chroniques. Le courant continu dont l'avénement en thérapeutique est relativement récent, avait plus que tout autre mode d'emploi de la force électrique, appelé son attention, et l'étude des affections utérines existant dans son service de St-Lazare, fut un adjuvant pour mettre en pratique les idées qu'il avait préconçues. Les premières tentatives furent faites à l'aide du courant continu, appliqué, l'un des pôles sur le col utérin ou dans le canal cervical, le second sur l'abdomen au niveau de la tumeur.

Quatre malades, soumises à l'action galvanique, n'obtinrent aucune diminution du volume de leurs fibroïdes, et l'une d'elles, qui n'avait jamais eu d'hémorrhagies, en vit survenir sous l'influence de ce mode de traitement. Ces quatre cas suivis avec grand soin pendant plusieurs mois, par M. Chéron, lui laissèrent la persuasion qu'il

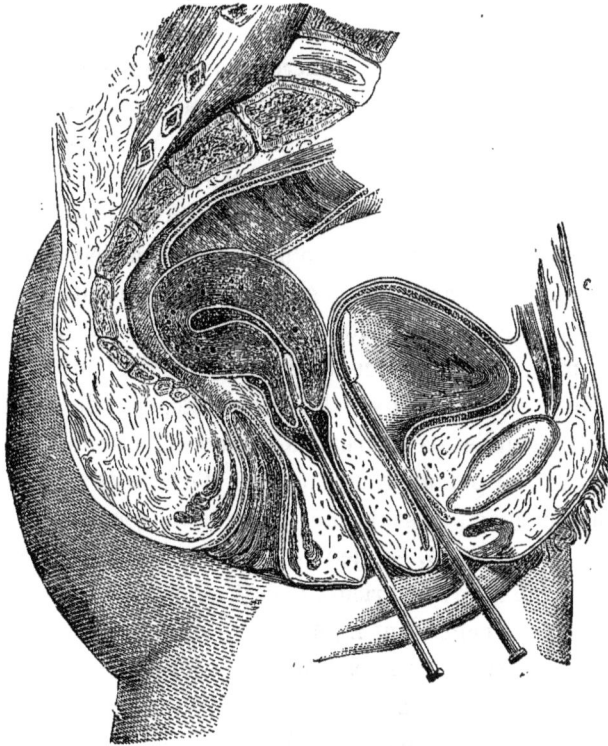

Fig. 17. — Faradisation vésico-utérine sur un utérus rétrofléchi. (1)

était à côté de la question, et il dut recommencer ses tentatives avec le mode d'électrisation employé au dernier siècle par de Häen, Mauduyt, Cavallo, Hallé, Grapengeisser, etc., qui tous relatent des observations de tumeurs

(1) Les figures 17 et 18 sont empruntées à M. Tripier.

réduites à l'aide de décharges électriques produites par
la machine de Ramsden, la bouteille de Leyde ou la pile
de Volta.

Mais la machine à électricité statique n'est pas d'un
emploi facile, la bouteille de Leyde donne une décharge
extrêmement douloureuse et difficile à graduer. Après des
essais répétés, le docteur Chéron parvint à réaliser ce qu'il
cherchait, en faisant fournir le courant à la bobine d'in-
duction par un grand nombre d'éléments à action chimique.
Le désidératum était en partie obtenu ; durée plus grande
du passage du courant au même temps qu'il obtenait des
intermittences ; pénétration plus profonde de l'ébranlement
électrique et, par conséquent, facilité plus grande à mettre
en jeu les éléments anatomiques de l'utérus et des fibro-
myomes. Plus tard, ce savant gynécologiste supprima la
bobine, pour employer les intermittences du courant
continu établies par un régulateur automatique, le courant
étant fourni par un grand nombre d'éléments afin d'obtenir un choc puissant (100 éléments Remak.)

Routh, en 1863, eut deux cas de ces tumeurs fibreuses
qu'il traita avec l'électricité, mais il mit les deux pôles dans
l'abdomen ; cependant il put obtenir la diminution de la
tumeur dans les deux cas, et il conclut en se proposant
d'introduire des aiguilles dans le fibrôme, afin dit-il, de
produire plus rapidement la décomposition de la tumeur,
ayant remarqué depuis longtemps qu'une baterie électrique
ordinaire, mise en contact par son pôle positif avec de
la viande fraîche, la décompose rapidement. C'était aussi
l'objectif qu'il poursuivait en appliquant les deux excitateurs sur les parois de l'abdomen !

Dans ces dernières années, quelques auteurs, américains

pour la plupart, s'inspirant des applications de l'électro-
lyse de Ciniselli, ont tenté la résolution des fibro-myomes
de l'utérus, en introduisant des aiguilles, comme se le
proposait Routh, à l'aide desquelles un courant continu
était dirigé dans la tumeur.

Ces tentatives, au dire de Cuttler, qui le premier em-
ploya cette méthode en 1871, furent couronnées d'un
succès complet dans trois cas, amenèrent la diminution
dans vingt-trois cas et la mort quatre fois *seulement*.

En Allemagne, Semeleder faisait aussi l'application de
la méthode de Cuttler, au traitement des fibroïdes après
l'avoir appliquée avec succès au traitement des kystes de
l'ovaire.

De tous les éléments qui rentrent dans la composition
des tumeurs fibreuses de l'utérus, les muscles, les vaisseaux sanguins et les vaisseaux lymphatiques seuls peuvent
être atteins de dégénérescence, de régression graisseuse,
comme l'utérus après l'accouchement ; mais le tissu conjonctif, loin de tendre à disparaître, favorise au contraire,
par sa prolifération, l'atrophie des autres éléments et trans-
forme le fibro-myome en corps fibreux. Il y a alors diminution de volume de la tumeur, condensation du fibroïde,
comme le dit Virchow.

Comment comprendre maintenant l'action de l'électricité sur les fibro-myomes de l'utérus ? Les phénomènes de
nutrition sont entièrement liés aux phénomènes de la
circulation (comme fait remarquer M. Chéron), et plus
cette dernière fonction s'exagère dans une partie de l'économie, plus la première tend à prendre du développement, surtout lorsqu'elle est le siége d'une irritation morbide.

Nous comprendrons donc que toutes les causes susceptibles d'augmenter la circulation dans une tumeurs fibreuse
favorisent l'accroissement de son volume, et que toutes les
causes susceptibles de diminuer cette même circulation
et d'empêcher l'apport du sang et de la lymphe en tout et
en partie, soient de nature à en favoriser l'atrophie et à en
diminuer le volume (Chéron).

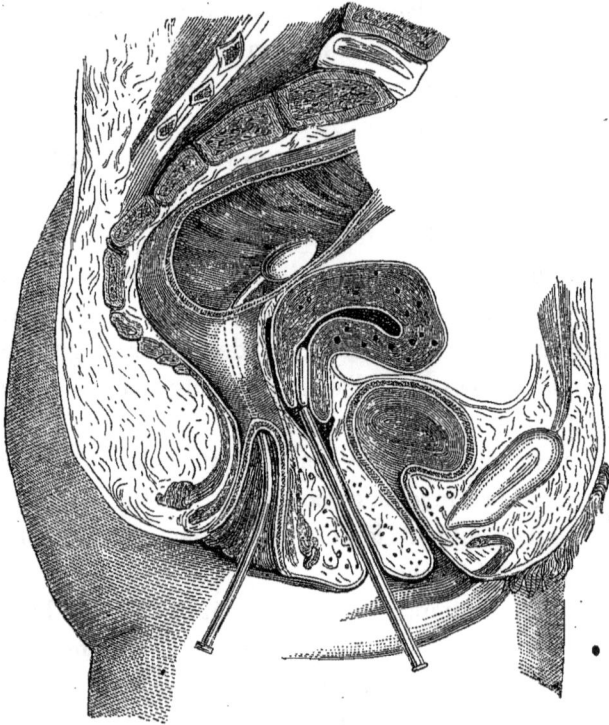

Fig. 18. — Faradisation rétro-utérine, pratiquée sur un utérus antéfléchi.

Or, le courant continu augmente la circulation de la région sur laquelle on en a fait l'application ; cela résulte
d'une série d'expériences dues à Legros et Onimus. Le cou-

rant continu est donc un moyen qui favorise la nutrition des organes auxquels on en fait l'application ; il favorise l'hypertrophie plutôt que l'atrophie des fibro-myomes de l'utérus ; il favorisera donc le développement des hémorrhagies internes.

Les courants induits, les intermittences du courant con-

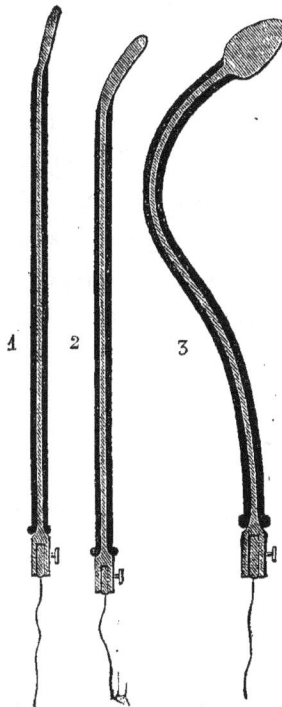

Fig. 19. — Excitateurs viscéraux de M. Tripier. — 1. Excitateur utérin. — 2. Excitateur vésical. — 3. Excitateur rectal.

tinu ont, au contraire, sur les organes, une action plutôt denutritive, l'excitation produite par ces moyens-là tendent à diminuer l'abord des liquides dans la partie soumise à leur action.

Cela posé, analysons l'action directe de l'intermittence du courant continu sur les fibro-myomes de l'utérus.

M. Chéron s'est exprimé ainsi, dans une de ses leçons faite à l'Ecole pratique: « Lorsque les excitateurs, étant placés, l'un dans le canal cervical, l'autre sur la paroi abdominale, les intermittences du courant sont établies à intervalle d'une seconde, quels sont les phénomènes que nous comprenons se passer, entre ces deux excitateurs, dans la région galvanisée, et notamment dans le fibroïde de l'utérus ? »

« Lorsque le choc résultant de l'intermittence a lieu, on voit se produire une contraction musculaire qui porte sur les parois de l'abdomen et sur les parties profondes de cet organe. L'excitation galvanique traverse nécessairement l'utérus, puisqu'un des électrodes aboutit au canal cervical ; il est donc rationnel d'admettre que l'utérus et le fibroïde subissent une sorte d'expression »

Enfin, les vaisseaux diminuent de volume en vertu de l'excitation vive que subissent les muscles lisses de leurs parois.

Traitement chirurgical. — Les deux principaux éléments de succès dans l'ablation des tumeurs fibreuses par des procédés chirurgicaux sont les suivants :

1° Le degré de projection de la tumeur dans la cavité utérine.

2° Le degré de dilatation du canal cervical.

S'il s'agit d'une tumeur *sous-muqueuse* (polype) ; et le pédicule est facilement accessible par le toucher, l'opération est des plus simples, il suffit de porter un ou deux doigts au-dessus de la tumeur pour reconnaître la situation exacte du pédicule et de conduire sur ses doigts une paire

5

de ciseaux courbés, un polypotribe quelconque ou bien la chaîne de l'écraseur de Chaissaignac, pour pratiquer la section.

Dans ces derniers temps, on fait beaucoup usage de l'anse du galvano-cautère et des ligatures faites ordinairement au moyen de corde à fouet ou avec un fil élastique; ce procédé réussit très-bien parce que le caoutchouc exerce une pression continue et permet d'obtenir ainsi la section du tissu tout aussi rapidement qu'avec un fil inextensible fortement serré, évitant par conséquent les accidents d'étranglement que l'on observe quelquefois à la suite des ligatures avec des fils inextensibles.

Pour l'ablation des tumeurs *non-pédiculées*, plusieurs procédés ont été employés : 1° la *torsion*, laquelle consiste à implanter sur la tumeur une pince à griffes et à imprimer à cet instrument un mouvement de torsion toujours dans le même sens, jusqu'à ce que la tumeur se détache : 2° le *morcellement* : le docteur Emmet (de New-York), a publié récemment une observation d'ablation de tumeur fibreuse volumineuse par ce moyen. Ce procédé pourrait être conseillé, si la tumeur, très-volumineuse et à pédicule étendu, faisait saillie dans le vagin et ne permettait pas de recourir aux agents de constriction usités en pareil cas : le morcellement ne permet pas d'enlever toute la tumeur, seulement la diminution de volume qui en résulte, permet à l'utérus de se rétracter, et peut-être d'amener l'énucléation spontanée de la partie restée adhérente. La vascularisation de la tumeur diminuant aussi notablement, il peut en résulter une modification dans la nutrition de cette partie et son élimination consécutive (1).

(1) V.)y. Leblond. Traité de chirurg. gynecol. Paris, 1878.

Énucléation artificielle. — Pendant que l'*énucléation* déclinait en France, elle s'élevait à l'étranger. Préconisée par Baker Brown, Duncau, Atlee, Marion Sims, etc., cette opération paraît avoir rencontré en Amérique des adeptes enthousiastes. Voici comment Sims décrit son procédé opératoire que nous trouvons reproduit dans la thèse d'agrégation de M. Pozzi (1) :

« Supposons, dit-il, que la tumeur ait le volume d'une orange ou du poing, et qu'elle soit insérée aux parois postérieure ou latérale de l'utérus, la paroi antérieure étant libre, l'orifice dilaté à 2 pouces et demi ou 3 pouces de diamètre ; la tumeur est un myome solide, et son extrémité inférieure correspond au bord du museau de tanche. On introduit, six ou huit heures avant l'opération, quatre, cinq ou six morceaux d'éponge préparée, afin de dilater le col et de faciliter ainsi l'opération.

« 1° La malade doit être placée sur le côté gauche et le vagin ouvert avec le spéculum de Sims.

« 2° La portion de la tumeur qui se présente doit être saisie avec un fort crochet et attirée en avant.

« 3° La capsule de la tumeur doit être incisée avec des ciseaux au niveau de ses insertions sur les portions latérale et postérieure du col, et là on doit prendre garde de ne pas disséquer la capsule du col, mais de l'inciser franchement dans toute son épaisseur. Alors on passe l'indicateur à travers cet orifice entre la tumeur et la capsule qu'il faut laisser adhérente aux parois utérines ; celle-ci doit être divisée tout autour du corps fibreux et exactement au voisinage de l'orifice du col. Il n'y a pas de meil-

---

(1) S. Pozzi. De la valeur de l'hystérotomie dans le traitement des tumeurs fibreuses de l'utérus. Paris, 1875.

leur instrument pour énucléer que le doigt, mais comme il ne peut atteindre au fond de l'utérus, il est nécessaire d'y adjoindre un instrument; cela nous amène au quatrième temps de l'opération.

« 4° Tandis que la tumeur est fortement attirée en avant par une érigne, l'*énucléateur* est rapidement poussé entre la tumeur et la capsule qui reste attachée aux parois utérines ; il est porté jusqu'au fond de la matrice ; puis il est retiré et porté d'un autre côté. Lorsque par cette manœuvre répétée plusieurs fois, les filaments celluleux et les bandes fibreuses sont dilacérés, l'instrument est promené circulairement autour de la tumeur, de façon à assurer la destruction complète de toutes les adhérences qui unissent la tumeur à la capsule. L'énucléateur que M. Sims a employé jusqu'ici consiste en une tige d'acier longue de 12 à 15 pouces, repliée pour former une boucle à son extrémité. Cette disposition met à l'abri du danger de blesser le fond de l'utérus, lorsqu'on pousse l'instrument très-haut. Les difficultés que l'on rencontre dans quelques cas ont démontré à l'éminent chirurgien la supériorité d'un instrument coudé à son extrémité dont la concavité est légèrement tranchante de façon à permettre de déchirer avec elle les fortes brides fibreuses. Cet instrument que l'auteur n'a pas d'ailleurs employé lui paraît avoir l'avantage d'être plus puissant que le premier sans être plus dangereux.

« 5° La tumeur étant fortement attirée en avant par le crochet on passe une érigne double le long de la face postérieure de la tumeur, et on la fait pénétrer aussi loin que possible. Le fibroïde est, au moyen de cette érigne, attiré en avant et roulé sur son axe, pendant que, avec l'*énucléateur*, on détruit les dernières adhérences qui auraient échappé aux tentatives antérieures. A mesure que la tumeur cède aux tractions, on passe une autre érigne et on l'enfonce dans la tumeur au-dessus de la première, et par l'action de ces deux instruments combinés avec celle de l'*énucléateur*, la tumeur est rapidement amenée au dehors et franchit la vulve presque comme d'un bond. Dans quelques cas, elle a tourné sur son axe, de sorte que la partie en rapport avec le fond de l'utérus est la première qui se présente. La tumeur peut être trop volumineuse pour franchir l'orifice, alors même que toutes ses adhérences sont rompues ; il faut alors recourir à l'incision du col qui est pratiquée avec des ciseaux jusqu'au niveau de l'insertion du vagin.

« Au moment de l'extraction de la tumeur, l'utérus se contracte comme dans l'accouchement. Tous les lambeaux membraneux restés adhérents à l'intérieur doivent être excisés. L'hémorrhagie est le plus ordinairement insignifiante ; parfois pourtant elle est abondante. En tout cas, pour se mettre en garde contre un danger provenant de cette cause, il convient d'introduire dans la cavité utérine et jusqu'au fond un tampon de coton imbibé d'un sel ferrique, et que l'on maintient en place au moyen d'un tampon vaginal. Ces tampons doivent être enlevés aussitôt que possible, au plus tard vingt-quatre heures ou trente-six heures après l'opération, et au bout d'un temps moins considérable s'il y a quelque symptôme de septicémie.

« Les tampons de *coton ferrique* sont préparés de la manière suivante : On prend de la ouate de première qualité qu'on lave à grande eau et dont on exprime tout le liquide ; on la sature alors avec une dissolution de sous-sulfate de fer et eau (dans la proportion de 1 à 2 parties). On la divise en masses ayant à peu près le volume de la main et 1 pouce d'épaisseur ; on dessèche alors ces masses en les comprimant fortement, et on les conserve pour l'usage dans un flacon à large ouverture. Lorsqu'on veut se servir de ce coton ferrugineux on divise les grosses masses en masses plus petites, et on les introduit dans l'utérus au moyen d'une baleine terminée en pointe mousse. C'est là le procédé le plus commode et le plus sûr.

« Les tampons enlevés au moyen d'un instrument analogue à un tire-bourre, le vagin doit être lavé avec de l'eau tiède mélangée d'acide phénique, et s'il y a des symptômes de septicémie, la cavité utérine doit être nettoyée par des injections abondantes d'eau phéniquée, introduites jusqu'au fond de l'utérus. »

Indications. — Je suis de l'avis de M. Leblond en ce qui concerne l'énucléation des tumeurs fibreuses utérines, parce qu'elle expose à des inflammations diverses, telles que : la péritonite, les abcès du bassin, la phlébite, la septicémie, la lymphangite, et par conséquent cette opération ne doit guère être pratiquée que dans des cas très-limités.

Les tumeurs fibreuses n'étant pas dangereuses par elles-mêmes, mais seulement par les accidents qu'elles déterminent, on doit de suite poser comme règle générale, que tout fibrôme compatible avec la vie doit absolument faire rejeter l'énucléation.

Si la tumeur s'accompagne de pertes abondantes qui, sans menacer l'existence d'une façon immédiate, peuvent cependant la compromettre à la longue, il peut être indiqué de recourir aux tentatives d'énucléation spontanée ;

on se contentera de pratiquer sur la capsule de la tumeur une incision cruciale et l'on administrera l'ergot en vue d'obtenir l'expulsion de la tumeur à travers les lèvres de l'incision. Lorsque la tumeur se sera suffisamment pédiculisée, on pourra sectionner le pédicule par l'un des procédés que nous avons mentionnés.

Si l'on se trouvait en présence d'une tumeur occasionnant des pertes graves et menaçant immédiatement la vie, on devrait seulement alors être autorisé à pratiquer l'énucléation artificielle.

Lorsqu'une tumeur fibreuse fait saillie du côté du péritoine, l'extraction par les voies génitales devenant dès lors impossible, on a cherché à débarrasser la patiente par la gastrotomie.

Les avis sont partagés sur l'opportunité de la gastrotomie pour l'ablation des tumeurs utérines; les uns, avec Boinet, Courty, Simpson, West, condamnent l'opération comme donnant des résultats déplorables, tandis que d'autres, avec Péan, Kœberlé, Spencer, Graily, Hewitt, Wells l'acceptent, mais en l'entourant de réserves.

Péan et Urdy (1) divisent en trois périodes l'histoire de la *gastrotomie*, faite pour enlever des tumeurs utérines. La première, qui s'étend jusqu'en 1843, comprend les cas où des chirurgiens ont ouvert le ventre de leurs malades pour faire une ovariotomie, et, trouvant que la tumeur était utérine, ont été effrayés des conséquences possibles de l'hystérotomie, et ont refermé la plaie. Dans la deuxième période, celle des essais et des tâtonnements, qui va jusqu'en 1863, et pendant laquelle l'ovariotomie a fait de grands progrès, plusieurs chirurgiens, Atlee,

(1) Hystérotomie. Paris, 1873.

Heath, Charles Clay, Parkinson, trouvant des tumeurs utérines qu'ils avaient crues ovariennes, n'hésitèrent pas à amputer l'utérus. Dans la troisième période, qui commence en avril 1863, Kœberlé, dans un cas douteux, se prépara pour l'hystérotomie et pour l'ovariotomie. Storer, Péan et d'autres ont recouru courageusement à la gastrotomie, dans le but d'amputer l'utérus affecté de tumeurs.

M. Pozzi (1) a réuni 119 cas ou l'hystérotomie a été pratiquée pour des tumeurs fibreuses ou fibro-cystiques ; il a noté 77 morts, ce qui donne une proportion de 64,7 p. 100.

Sur 46 opérations de gastrotomie, avec amputation de la matrice et ablation des tumeurs fibreuses, relevées par M. Boinet (2), nous trouvons 34 morts et 12 guérisons.

Opération. — M. Péan, que nous devons remercier de la grande bienveillance avec laquelle il nous a renseigné sur ses procédés, est le chirurgien français le plus versé dans la pratique de l'hystérotomie. Cet éminent chirurgien divise le manuel opératoire de l'hystérotomie en cinq temps.

Premier temps : *section abdominale.* — On fera exactement sur la ligne médiane une première incision dont la longueur sera proportionnelle au volume de la tumeur qu'il faut enlever. La section des tissus s'accompagne le plus souvent d'une hémorrhagie insignifiante ; quelquefois cependant, lorsque les veines de la paroi sont devenues variqueuses par suite de la gêne de la circulation intraabdominale, l'écoulement sanguin est assez abondant. Il faut alors saisir chaque vaisseau divisé entre les mors d'une pince hémostatique. En bas, l'incision doit toujours

(1) Th. d'agrégation, p. 43. — 1875.
(2) Trait. prat. des mal. des ovaires, p. 654. — 1877.

être distante de la symphyse pubienne de 1 centimètre à 1 centimètre et demi.

Deuxième temps : réduction du volume de la tumeur. — Si la tumeur peut passer aisément par l'ouverture pratiquée à l'abdomen, on peut passer immédiatement au troisième temps de l'opération. Quand la masse morbide est volumineuse et s'il existe des kystes, une ou plusieurs ponctions pratiquées sur elle au moyen d'un trocar, peuvent suffire pour en diminuer le volume et en permettre l'extraction ; si au contraire elle est complétement solide, il faudra procéder à la méthode si bien décrite par M. Péan, sous le nom de *par morcellement* (1). Voici sa description :

« On commence, dit ce chirurgien, par traverser la partie moyenne de la tumeur, au besoin même, la partie la plus accessible, par plusieurs anses de fil métallique (2 ou 3 suffisent généralement), les fils sont ensuite serrés à l'aide de serre-nœuds ordinaires, de façon à interrompre la circulation dans toute la partie qui se trouve située au-dessus des ligatures. On peut alors exciser cette partie en sécurité et diminuer d'autant le volume de la masse morbide. Si, malgré cela, celle-ci restait encore trop volumineuse, on recommencerait un peu plus bas, et ainsi de suite jusqu'à ce qu'enfin la réduction soit jugée suffisante. »

Troisième temps : rupture des adhérences, extraction de la tumeur. — Le volume de la tumeur n'est point le seul obstacle qui s'oppose à sa sortie, elle peut être encore retenue par des adhérences contractées, soit avec les parois abdominales, soit avec les organes contenus dans le

(1) Péan et Urdy. Hystérotomie. 1875.

bassin. Lorsque la tumeur est libre de tous côtés, et que son volume est suffisamment réduit, on attire au dehors avec des pinces de Museux à arrêt, ou en tirant sur les serre-nœuds qui ont été appliqués avant de morceler la tumeur ; à mesure que le fibrôme arrive à l'extérieur, un aide suit attentivement ce mouvement, afin d'éviter la sortie des intestins, au *moyen de pressions sur l'abdomen.*

Quatrième temps : fixation et ligature du pédicule ; excision de la tumeur. — Une fois que la tumeur a franchi les lèvres de la plaie, le moment est venu de s'occuper de la fixation du pédicule et de procéder à sa ligature. — Lorsque la tumeur est saillante à l'extérieur, plusieurs cas, font remarquer MM. Péan et Urdy, peuvent se présenter.

A. *La tumeur est adhérente à l'utérus par un mince pédicule.* — On passe à travers ce pédicule deux aiguilles que l'on dispose en croix, et au-dessous un double fil métallique que l'on serre au moyen d'un serre-nœud ordinaire.

B. *Le pédicule est volumineux et largement implanté sur l'utérus.* — Dans ce cas, l'extirpation complète ne peut être effectuée sans intéresser le tissu utérin. MM. Péan et Urdy conseillent alors de recourir à l'*amputation sus-vaginale* plutôt que d'amputer sur les limites de la tumeur.

C. *Les rapports du néoplasme et de l'organe sont tels que l'amputation sus-vaginale est seule praticable.* — Voici comment, selon MM. Péan et Urdy, il convient de procéder : « Pendant qu'un aide maintiendra l'utérus et la tumeur dans une direction perpendiculaire à l'abdomen, l'opérateur commencera par s'assurer des rapports de la vessie avec le col. Pour cela il devra introduire une sonde dans la vessie et se guider sur l'extrémité de l'instrument qu'il lui sera toujours facile de sentir à travers de la paroi postérieure de l'organe. Grâce à l'élongation ordinaire du col, il ne sera nullement obligé, dans la plupart des cas, de décoller cette paroi ; cependant, s'il y était forcé, il n'aurait pas de grandes difficultés à vaincre, à cause de la laxité du tissu cellulaire à ce niveau.

« Une fois certain de ne pas perforer la vessie, il traversera le col de l'utérus au moyen de deux tiges droites, rigides, dans deux directions perpendiculaires. Il faut avoir soin de ne pas enfoncer ces tiges trop profondément pour se ménager un pédicule suffisamment long pour qu'on puisse le fixer à l'angle inférieur de la plaie sans exercer de tiraillement. Lorsque ces broches sont placées, on procède à la ligature du pédicule, que l'on fait de la manière suivante :

« On commence, disent MM. Péan et Urdy, par traverser le col, d'avant en arrière, avec une aiguille courve ; on a soin de l'enfoncer perpendiculairement à l'axe de l'utérus et de la faire ressortir du côté opposé immédiatement *au-dessus* de la tige supérieure. Cela fait, on engage une anse métallique dans l'encoche de l'aiguille, puis on retire l'instrument, en lui faisant suivre un chemin inverse ; de cette façon, l'anse entraînée par l'aiguille parcourt toute l'épaisseur du col et vient ressortir à la partie antérieure. Dès lors, en coupant cette anse à son sommet, il est facile de voir que les fils qui la constituent pourront être ramenés latéralement et servir à faire deux ligatures étreignant chacune une moitié du pédicule, c'est-à-dire du col. »

Ces ligatures sont ensuite serrées au moyen du ligateur serre-nœud de Cintrat. Si les tissus sont très-vasculaires, MM. Péan et Urdy conseillent de placer une troisième li-

gature comprenant la totalité de l'épaisseur du col, au-
dessous des tiges.

Les ligatures étant suffisamment serrées, on excise le
tissu au-dessus des tiges en prévenant l'entrée, dans le péritoine, du liquide qui s'écoule au moment de la section,
au moyen d'éponges ou de serviettes de flanelle placées
au pourtour de la tumeur.

*Cinquième temps : toilette du péritoine : suture de la pa-
roi abdominale.* — Les chances de péritonite consécutive,
sont en raison directe de la masse du liquide épanché et
partant de la surface de séreuse imbibée. Le succès de l'o-
pération dépend alors du plus ou moins de soins que l'on a
mis à nettoyer le péritoine ou, pour nous servir de l'expression consacrée, *à faire sa toilette.*

Dans les réunions qu'il fait après la gastrotomie, M. Péan

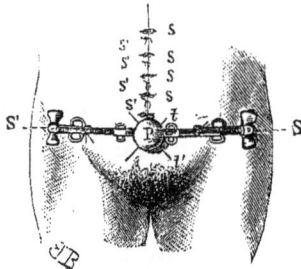

Fig. 20. — Positions respectives des tiges et des ligatures. Ces dernières sont serrées
au moyen des serre-nœuds S, S'. — *t, t'*. Tiges métalliques disposées en croix. —
P. Pédicule constitué par le col de l'utérus. — S, S, S. Sutures superficielles. —
S', S', S'. Sutures profondes.

emploie deux sutures ; l'une profonde, destinée à amener
la coaptation et la réunion des plans fibro-musculaires et
sous-cutanés, l'autre, superficielle, qui n'affronte que la
peau. On fait alternativement une suture profonde et une
suture superficielle : ces dernières sont de simples sutures
entortillées.

Immédiatement, en avant et en arrière du pédicule,
M. Pean a l'habitude de placer une grosse épingle à tête
de verre, beaucoup plus forte que les autres, afin d'obtenir un rapprochement aussi complet que possible des tissus, et d'éviter le tiraillement des parties inférieures de
la plaie.

Dès qu'une épingle est placée, on l'entoure d'une suture entortillée et l'on procède ensuite au passage de l'épingle suivante.

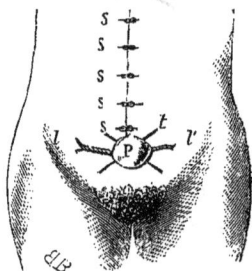

Fig. 21. — Dans cette figure, les serre-nœuds ont été enlevés.

Soins consécutifs. — L'opération achevée, il faut s'occuper immédiatement de réchauffer la malade par tous les
moyens possibles, jusqu'à ce qu'une réaction franche s'é-
tablisse; si elle tardait trop, M. Péan conseille de lui faire
prendre des boissons excitantes, du thé au rhum par
exemple.

La malade devra être sondée au minimum toutes les trois
heures; plus souvent, si le besoin se fait sentir.

Le premier jour, la plaie et le pédicule sont fréquemment le siége d'une douleur assez vive; on pourrait la
calmer avec quelques injections sous-cutanées de chlorhy-
drate de morphine.

Pour combattre la péritonite consécutive, on donnera

l'opium à hautes doses et l'on placera sur le ventre de la malade de petits sacs remplis de glace. On devra également entretenir soigneusement la liberté du ventre par des lavements ou de légers lexatifs répétés de temps en temps. Les nausées seront combattues par les moyens ordinaires : boissons gazeuses, glace, vin de Champagne, etc.

Le régime sera surveillé d'une manière spéciale.

La plaie du pédicule sera pansée comme une plaie ordinaire. Dès que M. Péan enlève les premières épingles, vers le cinquième et le sixième jour, il a l'habitude de les remplacer par une suture sèche collodionée.

Indications. Contre-indications. — Pour qu'on soit autorisé à pratiquer une opération aussi grave que l'hystérotomie, « il faut assurément, dit M. Pozzi (1), qu'on la considère comme l'unique chance de salut de la malade. Il ne suffit pas que sa vie soit compromise, il est nécessaire qu'elle soit fatalement menacée et que le chirurgien puisse dire avec assurance : si l'opération n'est pas faite, la malade mourra prochainement. »

Nous rapporterons en terminant les conclusions suivantes que nous trouvons très-sages et auxquels nous croyons devoir nous rallier. Elles sont extraites du très-intéressant mémoire de M. Pozzi.

1° L'hystérotomie abdominale, dans le traitement des corps fibreux de l'utérus, est une opération qui, bien que très-grave, est parfaitement justifiée dans certains cas : elle mérite de prendre définitivement rang dans la chirurgie.

2° Toutefois, il n'y a aucune comparaison à établir entre les indications de la gastrotomie pour les corps fibreux utérins et de la même opération pour les kystes de l'ovaire ;

(1) Pozzi. Th. d'agrégation. G. Masson, 1875. P. 48.

tandis que la plus grande partie de ceux-ci réclame ou légitime cette opération en raison de leur marche fatalement mortelle, l'immense majorité des gros corps fibreux de l'utérus ne l'indique pas d'une façon suffisante.

3° L'opération doit être réservée aux tumeurs fibreuses ou fibro-cystiques qui ont une évolution rapide, *galopante* et s'accompagnant de phénomènes graves qui menacent l'existence.

4° Les gros corps fibreux qui ne rentrent pas dans la précédente catégorie, alors même qu'ils déterminent des accidents alarmants, doivent être traités par des moyens moins dangereux.

5° Quand, dans une gastrotmie faite par suite d'une erreur de diagnostic, on trouve une tumeur utérine au lieu d'un kyste de l'ovaire, il faut en pratiquer l'ablation plutôt que de laisser l'opération incomplète, alors même que le corps fibreux ne serait pas pédiculé.

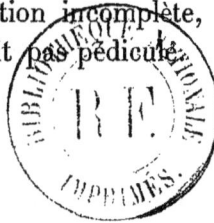

PARIS. — IMP. V. GOUPY ET JOURDAN, RUE DE RENNES, 71.

351

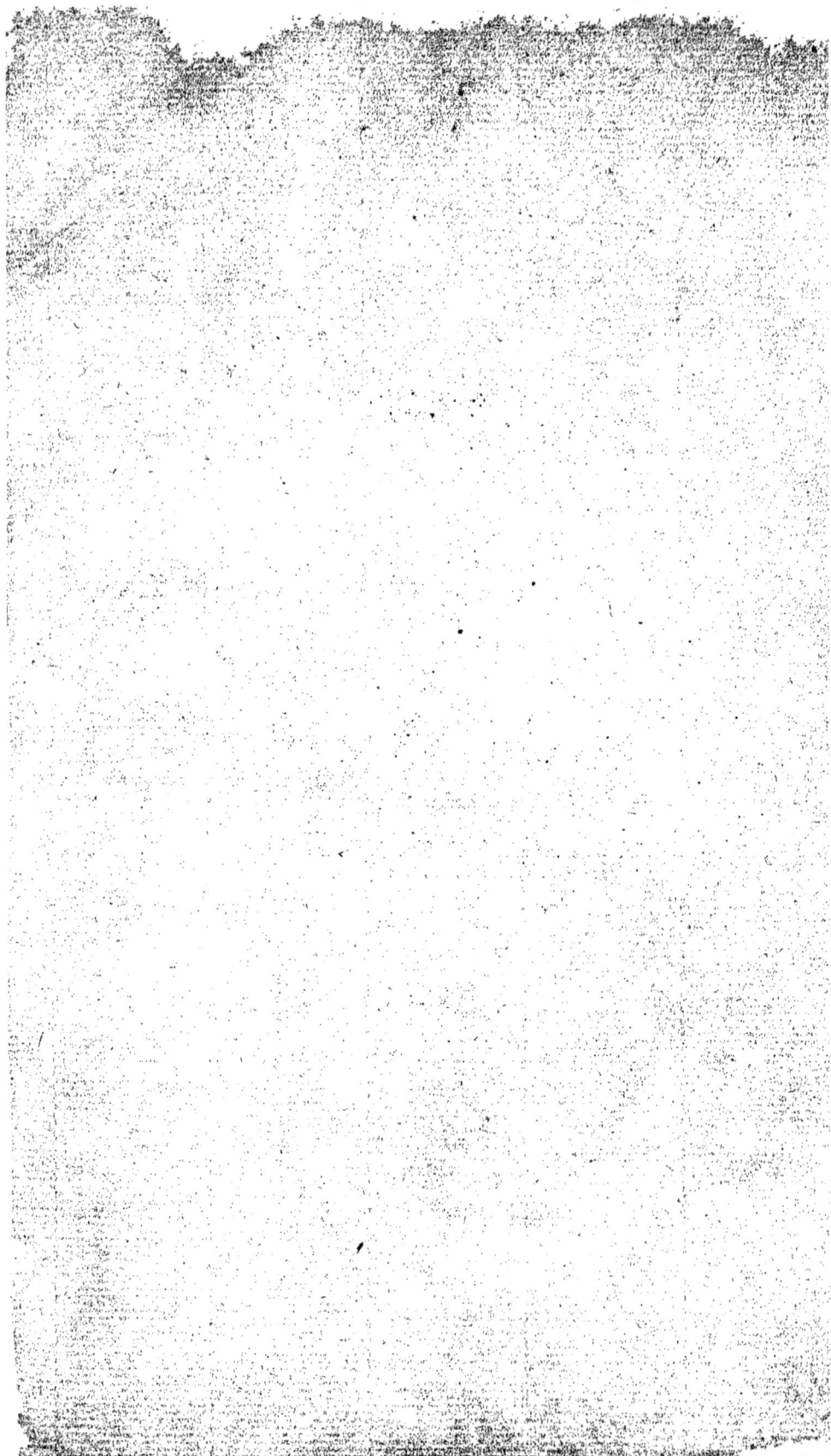